高等职业教育医学护理类专业系列规划教材

全国高职高专院校教材

供护理、助产等相关专业用

护理管理

Nursing Management

周晓露　洪爱蓉　主　编

洪　霜　洪汉霞　曹　琼　副主编

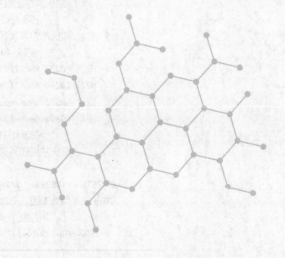

重庆大学出版社

内容提要

"护理管理"是护理专业的素质拓展课程,为了提高学生学习的兴趣,拓展学生的视野,本书在编写时,将内容划分为 9 个项目,分别为绪论、管理理论与管理原理、计划、组织、人力资源管理、领导、控制、护士长的管理角色、护理研究,在每个项目中增加"故事引入""知识拓展""内容小结"和"思考与训练",吸引学生的注意力,引发相应的思考,帮助学生构建知识框架,便于专业知识的掌握和运用。本书内容充实、结构合理,充分体现了教材的实用性、科学性、创造性和可读性。

本书可供高职高专院校护理、助产等相关专业师生使用,也可供相关从业者参考。

图书在版编目(CIP)数据

护理管理/周晓露,洪爱蓉主编.--重庆:重庆
大学出版社,2019.8
高等职业教育医学护理类专业系列规划教材
ISBN 978-7-5689-1479-6

Ⅰ.①护… Ⅱ.①周… ②洪… Ⅲ.①护理学—管理
学—高等职业教育—教材 Ⅳ.①R47

中国版本图书馆 CIP 数据核字(2019)第 091982 号

护理管理

HULI GUANLI

主 编 周晓露 洪爱蓉
副主编 洪 霜 洪汉霞 曹 琼
责任编辑:袁文华 版式设计:袁文华
责任校对:关德强 责任印制:赵 晟

*

重庆大学出版社出版发行
出版人:饶帮华
社址:重庆市沙坪坝区大学城西路 21 号
邮编:401331
电话:(023)88617190 88617185(中小学)
传真:(023)88617186 88617166
网址:http://www.cqup.com.cn
邮箱:fxk@ cqup.com.cn(营销中心)
全国新华书店经销
重庆共创印务有限公司印刷

*

开本:787mm×1092mm 1/16 印张:12 字数:309 千
2019 年 8 月第 1 版 2019 年 8 月第 1 次印刷
印数:1—2 000
ISBN 978-7-5689-1479-6 定价:29.00 元

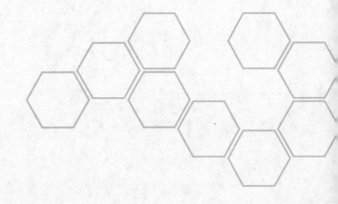

编委会

BIANWEIHUI

前 言

Preface

为适应高等职业教育教学的新形势和新要求,护理专业一直致力于发展和完善"校企合作"的办学模式、"工学结合"的人才培养模式,以及"基于护理工作过程"的课程体系改革。经过不断探索和完善,护理专业课程体系可分为三部分——基础技能课程、专科岗位技能课程和拓展技能课程,由此形成了本专业的专业课程体系。"护理管理"属于素质拓展课程,是为提升学生专业后续能力发展和自我能力拓展而设计的,目的在于培养和拓展学生的护理综合职业素质,使学生在就业或创业的过程中更具竞争性、持久性和灵活性。

在护理专业"(医)院(学)校融合,三段式能力提升"的人才培养模式引领之下,在"基本、专科、综合(拓展)护理能力三层递进,知识、技能、素质要求三线并举"的课程体系框架之中,课程组特组织临床一线护理管理专家和护理骨干教师进行教材的编写,并牢牢坚持三项基本原则:一是课程目标的职业性原则,以就业市场为导向,以护理管理能力为核心;二是课程形式的任务化原则,围绕护理管理职业能力组织学习任务;三是课程视角的多元化原则,注重多层次、多角度、全方位拓宽学生知识层面和技能层次。

本书共分为9个项目,分别为绪论、管理理论与管理原理、计划、组织、人力资源管理、领导、控制、护士长的管理角色、护理研究。在每个项目中增加"故事引入""知识拓展""内容小结"和"思考与训练",吸引学生的注意力,引发相应的思考,帮助学生构建知识框架,便于专业知识的掌握和运用。本书内容充实、结构合理,充分体现了教材的实用性、科学性、创造性和可读性。本书可供高职高专院校护理、助产等相关专业师生使用,也可供相关从业者参考。

由于编者水平有限,书中疏漏之处在所难免,希望广大专家、同行和读者批评指正。

编 者

2019 年 5 月

目 录

Contents

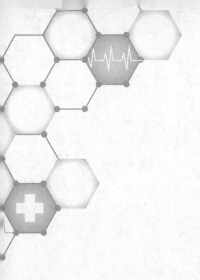

【故事引入】

有七个人住在一起，每天共喝一桶粥，显然每天粥都不够。一开始，他们抓阄决定谁来分粥，每天轮一个。于是每周下来，他们只有一天是饱的，就是自己分粥的那一天。后来他们开始推选出一个道德高尚的人出来分粥，强权就会产生腐败，大家开始挖空心思去讨好他、贿赂他，搞得整个小团体乌烟瘴气。然后大家开始组成三人的分粥委员会及四人的评选委员会，互相攻击、扯皮之后，粥吃到嘴里全是凉的。最后，大家想出来一个"轮流分粥，分者后取"的方法：轮流分粥，但分粥的人要等其他人都挑完后拿剩下的最后一碗。为了不让自己吃到最少的，每人都尽量分得平均，就算不均，也只能认了。从此，大家快快乐乐，和和气气，日子越过越好。

思考：

1.你认为什么是管理？

2.从案例中你得到什么启示？

分析：

管理的真谛在"理"不在"管"。管理者的主要职责就是建立一个像"轮流分粥，分者后取"那样合理的游戏规则，让每个员工按照游戏规则自我管理。游戏规则要兼顾公司利益和个人利益，并且要让个人利益与公司利益统一起来。责任、权力和利益是管理平台的三根支柱，缺一不可。缺乏责任，公司就会产生腐败，进而衰退；缺乏权力，管理者的执行就变成废纸；缺乏利益，员工积极性就会下降，消极怠工。只有管理者把"责、权、利"的平台搭建好，员工才能"八仙过海，各显其能"。

项目 1　绪　论

📖【学习目标】

1.掌握管理的对象和基本职能;护理管理学的概念和研究对象。

2.熟悉管理与管理学概念、管理方法;现代护理管理学的发展趋势。

3.了解管理和护理管理的基本特征;我国护理管理发展史。

管理是人类最基本、最重要的活动之一。管理实践活动随着人类社会的产生而产生,并随着人类社会的发展而发展。然而,管理成为一门科学只有一百多年的历史。管理学是一门系统研究管理过程的普遍规律、基本原理和一般方法的科学。其目的在于探讨如何运用有效的组织资源获得最大的社会效益和经济效益。护理管理学是在系统学习管理学的基本理论、方法和技术的前提下,结合护理管理的特征加以研究和学习,是管理科学在护理事业中的具体应用。目的是使护理管理更趋专业化、效益化,使"保持生命、减轻痛苦、促进健康"的护理工作达到最佳程度。因此,首先要了解一般管理学的基本概念和相关内容。

学习任务 1.1　管理与管理学概述

一、管理概述

(一)基本概念

1.**管理**　管理作为有效实现组织目标的社会行为,是由人们劳动协作引起的。关于管理的概念,不同的管理学派从不同的角度给出了定义(表 1-1)。

表 1-1　不同管理学派对管理的定义

管理学派	代表人物	定　义
科学管理学派	泰勒	管理就是确切知道要别人干什么,并注意用最好、最经济的方法去干
管理过程学派	法约尔	管理是由计划、组织、指挥、协调及控制等要素组成的活动过程
决策学派	西蒙	管理就是决策
经济学派	德鲁克	管理是一种以绩效责任为基础的专业职能

综合前人的研究,我们认为管理的概念可定义为:管理是管理者通过计划、组织、人员管理、领导、控制等职能协调人力资源及其他组织资源,与被管理者共同实现组织目标的过程。管理包括三层含义:①管理的目的是实现组织目标;②管理活动必须有人、财、物、时间、信息等资源;③管理者需要通过计划、组织、人员管理、领导、控制等来实现组织目标。

🖋 管理名言

管理是一种实践,其本质不在于"知"而在于"行";其验证不在于"逻辑",而在于"成果";其唯一权威就是成就。

——德鲁克

2.管理者 管理者是组织中担任某一职务,具有相应的权力和责任,为实现组织既定目标,指挥别人完成具体任务的人。管理者位于操作者之上的组织层次中,操作者是直接从事某项工作和任务的人,不具有监督其他人工作的职责,如护理员。

组织内的管理者,可划分为基层、中层和高层。例如,医院的护理组织系统中,病房护士长是基层管理者,科护士长是中层管理者,而主管护理副院长、护理部正副主任则属于高层管理者。管理者除了具备政治素质、知识素质、心理素质、能力素质和身体素质外,还应具备三种基本技能:专业技能、人际技能、概念技能。

专业技能是指使用某一专业领域内有关的工作程序、技术和知识去组织完成专业任务的能力。人际技能是指与处理人事关系有关的技能,包括理解、激励他人并与他人沟通和共事的能力。概念技能是指综观全局、认清为什么要做某事的能力,也就是洞察组织与环境之间相互影响的复杂性和驾驭全局的能力。上述三种技能对任何管理者来说,都应当具备,但不同层次的管理者,由于所处的位置、作用和职能不同,对这三种技能的需要程度也有差异。通常而言,基层管理者对专业技能需要的程度较深,而高层管理者对专业技能则只需要有些粗浅了解即可;人际技能能帮助高层、中层、低层管理者有效地开展管理工作,因为各层次的管理者都必须在与上下左右进行有效沟通的基础上相互合作,共同完成组织的目标;管理者所处的层次越高,其面临的问题就越复杂、越具有多变性、越无先例可循,也就越需要概念技能。

(二)管理的基本特征

1.管理的二重性 即自然属性和社会属性。管理的自然属性是指管理所具有的有效指挥共同劳动、组织社会生产力、社会化大生产的特性,它反映了社会化大生产过程中协同劳动本身的要求,这种功能不以社会制度、生产关系为转移。管理的社会属性是指管理作为人类的社会活动,必然体现出社会形态中生产资料占有者的意志,因此受一定的社会制度和生产关系的影响和制约。

管理的二重性是相互联系、相互制约的。一方面,管理的自然属性不可能孤立存在,它总是存在于一定的社会制度、生产关系中,同时,管理的社会属性也不可能脱离管理的自然属性而存在,否则,管理的社会属性就成为没有内容的形式;另一方面,管理的二重性又是相互制约的,管理的自然属性要求具有一定社会属性的组织形式和生产关系与其相适应,同时,管理的社会属性也必然对管理方法和技术产生影响。

认识管理的二重性,有利于指导具体的管理实践。一方面,管理的自然属性告诉我们,可以大胆借鉴国外先进的管理经验和方法,提高我们的管理水平;另一方面,管理的社会属性要求我们在借鉴国外经验的同时,要结合我国的实际情况,创立自己的管理体系,从实际出发开展各种管理活动。

2.管理的普遍性和目的性　管理的普遍性表现在管理活动涉及范围的广泛性,存在于各种活动之中,涉及人类的每一个社会角落,人们的社会活动、家庭活动以及各种组织活动都与管理息息相关。管理不仅适用于企业,同样也适用于政府、机关、医院、学校等公共事业单位,没有管理,任何组织将一事无成。管理是人类一项有意识的、有目的的活动,是为实现既定的组织目标而进行的。组织目标既是管理的出发点和归宿,也是指导和评价管理活动的基本指标。因此,所有的管理活动都必须把制订管理目标作为首要任务。

3.管理的科学性和艺术性　管理的科学性表现在管理已经形成一套比较完整的理论知识体系,反映了管理过程的客观规律性,按照管理的客观规律来分析问题和解决问题。管理的艺术性强调管理的实践性,表现在原则基础上的灵活性、在非常情况下的应变性、在管理活动中的创造性,管理没有一成不变的模式,在不同的环境中,管理者处理同样的问题必须采取不同的方法进行协调权衡,才能取得满意的效果,这种获得最大收效的协调能力,正是管理艺术性的本质体现。

管理的科学性和艺术性相辅相成,科学性是艺术性的基础,艺术性是科学性的发挥。实践证明,最富有成效的管理艺术来自丰富的实践经验和对管理原理精髓的深刻把握。

4.管理或管理者任务的共同性　组织内的管理者虽然可以分为高层、中层、基层等不同层级,也因各自的工作不同而处于不同的地位,负有不同的责任,拥有不同的权力范围,但他们的任务具有共同性,均是设计和维持一种体系,使这一体系中共同工作的人们用尽可能少的支出(包括人、财、物、时间、信息等)去实现预定的目标。例如,护理部主任相比于护士长,更侧重于计划与组织,但两者都需要为组织创造一种环境,使组织成员可以努力地去实现组织目标。

除了上述管理的基本特征外,管理还具有动态性、经济性等特征。

(三)管理的对象

管理的对象又称为管理的要素。现代管理认为,管理的对象除人、财、物、时间、信息外,还有环境、无形资产(组织文化等)。这里主要介绍通常认为的"管理五要素"。

管理名言

组织是由一群致力于达成既定目标的人组合而成。这群人实为组织最重要的构成要素,可谓是决定组织成败的关键。

——麦迪·克劳德

1.人力资源　人力资源包括被管理的生产人员、技术人员、下属管理人员以及他们的体力、智力、道德修养等方面的资源。人力资源是最重要的资源,一个组织,其人力资源的开发利用直接关系该组织的发展与存亡。人力资源管理不仅要求以人为本,而且要求对员工进行积极的培

训和教育。不断提高员工的素质和才能,发挥员工的潜能,真正达到人尽其才、才尽其用,才能保证高效率地实现管理的目标。

2.财力资源 财力资源是指组织的经济和财务,是一个组织在一定时期内所掌握和支配的物质资料的价值体现。一个组织对财力资源的运用效率直接决定着组织内其他资源使用的效率。对财力资源的管理应遵循经济规律,使资金的使用能保证管理计划的完成,有效的财务管理在于使用尽可能少的资金创造尽可能多的财富。

3.物力资源 物力资源是组织的有形资产和无形资产的总称,是指设备、材料、能源、技术等。对物力资源的管理,要遵循事物发展规律,根据组织目标和实际情况,对各种物力资源进行合理配置和最佳组合利用,注意开源节流、物尽其用。

4.时间资源 时间资源是一种特殊的、珍贵的、有价值的无形资源,其价值被誉为生命、金钱等。对时间资源的管理应具有清晰的时间成本——效益概念,要善于管理时间和利用时间,争取在尽可能短的时间内完成更多的工作,创造更多的财富。

5.信息资源 信息资源主要包括管理活动中的各种数据、资料和情报等。信息管理是根据组织目标的要求,广泛地收集信息,精确地加工和提取信息,快速准确地传递、利用和开发信息,建立高效完善的信息系统,保证各个层次和组织环节相互沟通和联系,提供组织需要的各种信息。

(四)管理的基本职能

管理的职能是管理过程中各项活动的基本功能,是管理活动内容的理论概括。对于管理职能,不同管理学派的认识有所不同,但基本上是对决策、计划、组织、用人、指挥、领导、沟通、激励、控制、创新等功能的不同组合而已。总的来说,现在大多数学者倾向于"五大职能学说",即计划、组织、人员管理、领导、控制。

1.计划职能 计划职能是指为实现组织目标而对未来的活动进行规划和安排的工作过程,是管理职能中最基本的职能。组织为了能够有效地协调各种活动,必须有严密的计划。计划是组织要做什么和怎么做的行动指南,包括组织目标的制订、实现目标的策略、政策、方案及程序等。马克思说:"最蹩脚的建筑师比蜜蜂筑巢高明的地方是,他在用蜂蜡建筑蜂房前就已经在自己的脑海中建成了。"这就是计划职能的充分体现。

2.组织职能 组织职能是指为了实现组织目标而在组织中进行部门划分、权力分配和工作协调的过程。组织工作的主要内容是根据组织的规模和任务设计组织结构,明确相应的职责、任务和权力,建立健全各项规章制度等。组织职能是进行人员管理、领导与控制的前提。

3.人员管理 人员管理也称人力资源管理。人员管理是对组织各岗位的人员进行恰当而有效的选择、培训、使用以及考评,其目的是配备合适的人选,以便能更好地胜任组织机构中的不同岗位,从而实现组织目标。人员管理是否高效而合理,直接影响到组织的目标能否实现及实现程度。

4.领导职能 领导职能是指运用领导者的影响力和权力,指挥和引导组织成员实现组织目标的管理活动。其目的在于使个体和群体能够自觉自愿而有信心地为实现组织目标而努力。为了使领导工作卓有成效,就需要有权威的领导者进行领导,指导人们的行为,沟通人们之间的信息,增进相互理解,激励每个成员自觉地为实现组织目标而共同努力。这与管理者的素质、领导行为与艺术、人际关系与沟通、激励与协调等诸方面密切相关。

5.控制职能 控制职能是按既定目标和标准对组织活动进行监督、检查,发现偏差即采取纠正措施使组织活动能按原计划进行,或适当调整计划以达到预期目的。控制工作是一个连续不断、反复运行的过程,目的在于保证组织活动及成果与预期目标一致。在现代管理活动中,控制既是管理循环的终点,又是新一轮管理循环的起点。

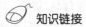 知识链接

协 调

有的管理学家认为,协调也是一项单独的管理职能;但更多的管理学家认为,协调是管理的本质或核心,因为把各个成员的力量协调起来,以完成组织目标是管理的宗旨。通过协调可以使每个员工清楚知道自己应如何工作,才能对组织目标的实现做出最大的贡献。每一项管理职能都是为了促进协调,管理就是为了协调生产力各要素之间的关系,协调各个部门之间、各项工作之间的关系。

以上五个职能是统一的有机整体,在管理活动中,各职能之间是一种相互联系、相互影响、相互交叉的循环过程。

(五)管理的基本方法

管理的方法是指管理者为了贯彻管理思想、执行管理职能、实现管理目标所采取的一切措施和手段。管理的基本方法有以下几种。

1.法律方法 法律方法是指国家根据广大人民群众的根本利益,通过各种法律法令、条例及司法仲裁工作,来调整社会经济的总体活动和各企业单位在微观活动中所发生的各种关系,保证和促进社会经济发展的管理方法。法律的方法具有权威性、强制性、规范性、稳定性、公平性等特点。

2.行政方法 行政方法是指依靠行政组织权威,运用条例、指示、规定等行政手段,按照行政系统和层次,直接指挥下属实现组织目标的方法。行政方法是最基本的、传统的管理方法,具有权威性、强制性、时效性、垂直性等特点。但行政方法也存在一些弊端:管理效果往往受决策者水平的限制;具有一定的强制性,容易使行政人员犯简单生硬的命令主义和不负责任的官僚主义错误;强调的是下级对上级的服从,不利于发挥基层单位的主观能动性。

3.经济方法 经济方法是以人们物质利益的需要为基础,依据客观经济规律,运用各种经济手段,来调节国家、集体、个人之间的经济利益而实施管理的一种方法。经济方法的实质就是贯彻按劳分配的原则,以调动人们从物质利益上主动关心组织成效的积极性。经济方法具有多方面的积极意义,但也有一定的局限性,管理者在具体实践中,要避免出现"一切向钱看"的倾向。

4.教育方法 教育方法是按照一定的目的和要求对受教者从德、智、体各方面施加影响,以提高人员素质的管理方法。教育方法不是万能的,但缺少教育的管理也是不可取的,它是提高管理效率、增强组织凝聚力、调动成员积极性的一种重要方法。

二、管理学概述

(一)管理学的概念

管理学是一门系统地研究管理过程的普遍规律、基本原理和一般方法的科学,是自然科学和社会科学相互交叉而产生的一门综合性的应用学科。管理学的基本原理、理论、技术和方法适用于各个行业、各种不同组织的管理活动。因此,学习护理管理学,必须学习一般管理学的基础知识。

(二)管理学的特点

1.实践性 管理学是一门应用学科,具有较强的实践性。管理学的实践性主要体现在三个方面:一是管理学的原理和方法是在管理实践中总结和提炼出来的;二是管理学的原理和方法是用来指导管理活动实践的;三是管理学的原理和方法正确与否必须由实践的结果来检验。

2.广泛性 管理学的广泛性表现在几乎每一个专门的领域都已经形成了专有的管理学。例如,为医院护理服务而形成的护理管理学,为工程建设服务而形成的工程管理学,为房地产销售服务而形成的房地产经营管理学等。

3.综合性 管理学是一门综合性学科。首先,体现在内容上,它综合社会活动的各个领域、各个方面以及各种不同组织类型的管理实践,概括了管理学科具有普遍指导意义的管理思想、原理和方法;其次,体现在方法上,它综合运用了社会学、心理学、经济学和人文科学等多种学科的知识达成组织目标。

4.社会性 管理学研究的是管理活动中的各种关系及其一般规律,其中主要是对人的管理的研究。人既是管理的主体,也是管理的客体,人是社会群体的组成部分,因此,管理学带有很强的社会性特征。管理活动涉及人类社会的每一个角落,受到社会制度、社会结构、社会心理因素以及社会成员的价值观、世界观、人生观的影响。同时,管理也随着时代发展而发展,不同历史时期和生产力发展的不同阶段,管理方法也不同。管理受国情和时代的制约,也是其社会特征的表现。

(三)管理学的研究对象

根据管理的二重性,管理学的研究对象可概括为以下三个层面。

1.生产力方面 主要研究如何高效利用和合理分配组织中的人、财、物、时间、信息等资源,使生产力诸要素之间相互协调,以适应组织目标的要求和社会的需要,使之获得最佳经济效益和社会效益。例如,科护士长在护理管理中,根据护理人员工作能力和知识层次的不同,对患者、病房的仪器和设备等劳动资料进行有效组合,达到最佳的护理效果。

2.生产关系方面 主要研究如何建立和完善组织结构和管理体制,正确地处理组织内部人与人之间的人际关系,最大限度地调动组织成员的积极性和创新性,为实现组织目标而服务。例如,护理管理中的人际关系有医护关系、护患关系、护护关系等。护理管理主要研究如何使这些人际关系平衡、协调发展,调动护理人员、患者及相关人员的积极性。

3.上层建筑方面 主要研究如何使组织内部环境与外部环境相适应,使组织的各项规章制度、行为规范、价值观念与社会的政治、经济、法律、道德等大环境保持一致,从而维持正常的生产关系,促进生产力的发展。例如,随着人们健康观念的改变,护理管理要研究如何以人的健康为中心,使护理组织内部环境适应人类对护理服务的要求,从而实现护理管理的目标。

学习任务 1.2　护理管理学概述

一、护理管理概述

(一)护理管理的概念

护理管理是充分利用组织资源,以提高护理服务质量和工作效率为目的的活动过程。世界卫生组织(WHO)对护理管理的定义:护理管理是为提高人类健康水平,系统地发挥护士的潜在能力及有关人员或设备、环境及社会活动作用的过程。美国护理管理专家 Gillies 指出:护理管理是使护理人员为病人提供照顾、关怀和舒适的工作过程。她认为,护理管理的任务是通过计划、组织,以及对人力、物力、财力资源进行指导和控制,以达到为病人提供有效而经济的护理服务的目的。

(二)护理管理的特点

随着社会的发展,护理管理范围从过去的医院护理管理延伸到社区、家庭、学校、企业等护理需求的管理,对护理实践、护理教育、护理科研等内容有了进一步的扩展,使护理管理的内涵得到进一步丰富,其特点反映在以下几个方面。

1.广泛性　主要体现为护理管理对象的范围广和管理人员多。护理管理对象的范围广,即护理管理涉及学科多、内容广、范围大,是一项复杂的系统工程,包括组织管理、人员管理、业务技术管理、物资管理、科研管理、教学管理等领域。护理管理人员多,即管理层次的不同,护理管理人员所参与的管理活动内容也有所区别(图 1-1),护理队伍中每一位护士所担任的工作中都有一定的管理活动。因此,护理工作中参加管理的人员较为广泛,要求将护理管理的知识加以普及。

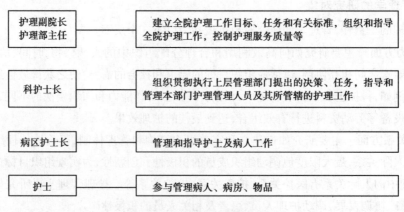

图 1-1　参与管理的职责和层次

2.实践性 在护理管理中,管理者要将管理的思想和科学方法运用到护理工作实践中,解决和处理实际问题,同时护理管理者要结合我国护理临床实际情况,创造性地灵活应用,创建与实际相适应的管理方法,进行有效的护理管理,从而创造最佳的社会效益和经济效益。

3.服务性 护理是为人类健康服务的工作,管理者应以人为本,应用科学化管理过程,为人类提供良好的护理服务。以人为本的管理,首先体现在一切为了服务对象,尊重服务对象,满足其需求;其次体现在对护理人员的管理中,应重视护理人员的需求,充分调动其工作积极性,提高护理管理的水平和护理质量。

4.专业性 护理管理实践活动需要护理管理人员具备专业的知识和技能,因为护理工作具有较强的专业科学性、专业服务性、专业技术性。因此,对护理管理工作者提出更高的要求,包括职业工作的科学态度、认真细致的工作作风、良好的心理素质、端庄整洁的仪表仪容、良好的沟通技能等。加强护理队伍建设,注重护士的素质培养,都是护理管理的重要内容,体现了护理管理的专业性。

(三)护理管理的作用

护理管理是医院管理的重要组成部分,护理管理水平直接反映了医院的管理水平和医疗质量。高质量的护理管理可以使各科室之间、医护之间、部门之间协同工作;医患关系融洽、信任;各种物资设备保持在随时备用和性能良好状态;环境卫生达到规定要求,减少医院内感染发生等。总之,高水平的护理管理会使医院各要素协调发展,达到护理管理的目的,创造良好的经济效益和社会效益。

(四)我国护理管理的发展史

我国护理管理始于鸦片战争前后,首见于外国教会在中国各地设立的教会医院中。20世纪30年代,医院护理管理组织日趋健全,初步形成了"护理部主任—护士长—护士"的管理层次。随后一些综合性医院成立护理部,护理部设有护理部主任、护理秘书及助理员,护理部主任对护士长是业务领导关系,护士长受科主任及护理部主任双重领导,但护理部对全院护理人员的使用、晋升、管理无权决定。

中华人民共和国成立后,我国护理工作有了较大发展,相继推行了一些专业规定和医疗制度,如《保护性医疗制度》《综合医院工作职责》"三级护理制""三查七对制"《医疗护理技术操作常规》《医院护理技术管理》等。为护理管理提供了有力的依据和方法,更好地指导护理实践。

1979年以后,我国护理工作得到较快发展,护理管理也步入科学管理的崭新时期,主要表现在以下几个方面。

1.护理管理组织体系不断完善 1979年原卫生部先后下达《关于加强护理工作的意见》《关于加强护理教育工作的意见》等文件后,各医院相继恢复了护理部,初步形成了"护理部主任—科护士长—护士长"三级管理或"总护士长—护士长"两级管理的护理管理系统,1986年原卫生部印发了《关于加强护理工作领导,理顺管理体制的意见》,明确规定护理部的职权范围是负责全院的护理工作,对全院护理人员的培训、调配、考核、奖惩、晋升、任免及护校毕业生的院内分配,均有建议权。至此,护理部形成了相对独立的组织系统,成为医院护理工作的领导部门和职能部门。

2.护理管理理论体系初步形成 1981年梅祖懿与林菊英主编的《医院护理管理学》出版,该书按照护理系统的组织结构和管理内容,介绍了各级护理人员的条件和职责,护理人员的组织管理、技术管理、工作质量标准等,标志着我国医院护理管理理论体系的初步形成,也成为我国护理管理实践、培训护理管理骨干的重要学习资料。

3.护理管理手段逐步现代化 从 1987 年空军石家庄医院研制我国第一个护理信息系统至今,已开发了许多护理管理信息系统。其中,较常用的有护理质量控制评分系统、护理差错事故分析系统、护理人员科技档案系统、继续教育学分管理系统等。计算机在护理管理领域的广泛运用,标志着我国护理管理的手段进入了现代化管理阶段。

4.护理质量管理逐步实现标准化 医院分级管理为制定各项护理质量标准提供了依据,极大地促进了护理质量标准化管理的进程。1990 年在北京召开的全国护理质量研讨会上,护理高层管理人员依据医院分级管理中对护理工作的要求,提出了护理质量的达标标准及量化指标,同年 3 月,原总后勤部也印发了《军队医院护理质量主要评价指标的通知》,首次在我国形成了比较完善的护理质量管理标准体系。从此,标准化管理逐步取代了以前的经验管理。《病历书写规范》《综合医院分级护理指导原则》《常用临床护理技术服务规范》等标准的颁布,使护理质量管理进一步标准化。

5.护理管理人员的素质和管理水平不断提高 医院及各类护理学术团体开始重视管理人员的在职教育,通过举办各种护理管理学习班和学术交流活动,使护理管理人员掌握了相应的管理知识。护理管理人员开始懂得运用科学的管理理论和方法指导护理管理实践,提高了工作的效率和质量。

6.护理管理走向法制化 1993 年原卫生部颁布了我国第一部护理法制文件《中华人民共和国护士管理办法》,1995 年开始在全国普遍推行护士执业考试,1998 年原卫生部颁发了《临床护士规范化培训试行办法》《继续护理学教育试行办法》,2008 年国务院又颁布了《护士条例》。这些办法与条例的颁布与实施,标志着我国在护理人员管理和培训等方面走上了法制化的轨道。

(五)我国护理管理的发展趋势

随着医学模式的转变以及医学科学技术的迅速发展,医疗体制改革的不断深入,护理管理在管理理念、管理方法、管理职能等方面的改革也在实践中不断得以深化和完善。当今,护理管理的发展趋势体现在以下几个方面。

1.管理思想现代化 护理管理思想现代化主要表现在卫生服务要求从生理无病状态的"一维化"向生理健康、心理健康、社会适应良好、道德健康的"四维体"发展,使护理服务内容和模式呈现多层面和多样化。如双休日病房、家庭护理、临终关怀护理等,都体现了护理服务的个性化、精细化、多样化,护理管理思想必须围绕这些变化而变化。

2.管理人才专业化 随着我国医院现代化的发展及护理学科的发展,护理工作的高层管理者开始意识到护理管理人员学习管理科学知识的重要性。从发展的趋势看,将来的医院护理管理者,应既是临床护理专家,又是管理专家。现代护理管理的最新观点认为,一个合格的护理管理者,其管理技能和知识比临床经验更重要。随着人民对健康保健服务的需求多样化,单纯依赖临床经验的管理已不能满足现代管理的需求,管理者必须掌握多学科的基本知识和技能,借鉴先进的管理方法和手段,建立专业化的护理管理队伍,以科学管理思想和科学管理方法引领护理管理实践,必将是今后护理管理队伍建设的趋势。

3.管理理念人本化 "以人为本"是管理的核心。人的管理,核心任务是调动人的积极性和挖掘人的创造力。在护理管理的实践中,"以人为本"体现在对护理人员的管理和对病人及其家属的管理。一方面,护理管理者要创造一个和谐、奋进、向上的工作环境,改变过去"以制度为中心"的刚性管理,转变成"以人为本"的柔性管理,充分调动护理人员的工作积极性;另一方面,管理者要坚决落实"以病人为中心,以质量为核心"的管理理念,尊重护理对象的个性,满足其需求,高效实现护理管理的目标。

4.管理方法自动化　广泛应用计算机网络技术是现代医院管理的发展趋势。管理手段的自动化可以迅速地处理和储存各种护理信息,提高护理工作效率。护理管理者通过网络可以了解全院各科室的工作动态,发布信息,统计数据,进行质量监控,调配护理人员等。各病区护理人员通过计算机网络完成处理医嘱,书写病历,办理出入院手续,通知取药、化验、特殊检查等多项工作。计算机信息化技术与护理工作相结合,将大大提高护理管理的效率。

5.经营管理企业化　随着市场经济的发展,医疗服务机构逐步实行了企业化的管理制度和独立核算制度,做到人尽其才、物尽其用,优化组合、合理安排护理人员,科学使用设备、材料、技术,加强成本核算,使护理管理人员在注重质量的同时又注重效益,从而使既是管理者又是经营者的理念成为护理管理发展的一种趋势。

6.质量管理全面化　护理质量包括护理技术质量和护理服务质量。不仅要保证护理技术水平,更要关注服务态度。在 WTO 的有关产业分类文件规定中,医疗卫生属于服务产业。以顾客的需要为驱动的全面质量管理理念,对护理服务系统来说具有重要的意义。研究患者的需要,建立质量保证体系,应用科学的统计分析方法进行质量缺陷分析,运用 PDCA 循环(Plan 计划,Do 实施,Check 检查,Action 处理)进行质量管理,都是全面质量管理方法在护理管理中的实际应用。

二、护理管理学概述

(一)护理管理学的概念

护理管理学是管理科学在护理工作中的具体应用,属于专业领域管理学,既是卫生事业管理中的分支学科,又是现代护理学科的一个分支。护理管理学是研究护理管理活动中的普遍规律、基本原理、方法和技术的一门独立学科。

(二)护理管理学的研究内容

护理管理学是研究护理管理工作的特点,找出其规律性。其研究内容主要包括护理行政管理、护理业务管理、护理教育管理三个方面。

1.护理行政管理　护理行政管理是指体制管理或组织管理,是为了达到组织既定目标,制订完备周密的工作计划和方案,配合适当的人、财、物所建立的合理化组织,用有效的领导方式,积极的激励方法推动工作,力求各单位、人员之间的协调和意见的沟通,并兼顾时间和空间的运用,不断评估和改善管理手段和方法,圆满完成护理组织总目标,提供高质量的护理。

2.护理业务管理　护理业务管理包括护理管理制度、基础护理技术管理、专科护理技术管理等。护理业务管理的重点是护理质量和工作效率、效益的管理,其中以建立规章制度、制定质量标准、执行和控制为基本内容。另外,护理科研、护理信息以及护理新业务、新技术的开展和推广也是护理业务管理研究的重要内容,在创新护理管理理论、推动体制改革和全面提高护理整体素质中起到了重要的作用。

3.护理教育管理　护理教育的发展是建设高水平护士队伍的基础,是提高护理质量和护理水平的重要途径。护理教育管理主要是为提高各级护理人员素质及业务水平而采取的培训活动的管理,包括护生的教学安排、新护士的岗位培训以及在职护士的培训提高等。

(三)学习护理管理学的意义

1.有利于提高护理管理的科学性　学习护理管理学,可以强化广大护理管理者的科学管理意识,提高科学管理能力,促进护理管理逐步走向科学化,从而促进护理学科的发展。

2.有利于提高护理质量　在护理管理中,提高护理管理水平与提高护理技术一样发挥着巨大的改进护理质量的作用。护理工作在医院中占有很大的比重,护理工作的优劣将直接影响整个医院的医疗质量。因此,护理管理的科学化、现代化不仅有利于护理学科本身的发展,而且对于提高医院医疗质量也起到重要作用。

🖋 知识拓展

1.管理学专业　工商管理、物业管理、物流管理、财务管理、人力资源管理、旅游管理、房地产经营管理、连锁经营管理、行政管理、公共安全管理、航运管理、信息资源管理、公共事业管理、会展经济与管理、文化产业管理、土地资源管理、城市管理、体育产业管理、项目管理、工程管理、商务策划管理等。

2.明茨伯格的管理者角色理论的内容

(1)人际角色　人际角色直接产生自管理者的正式权力的基础。管理者所扮演的三种人际角色:代表人角色(作为行业权威,必须行使一些具有礼仪性质的角色)、领导者角色(管理者和员工一起工作,并通过员工的努力来确保组织目标的实现)、联络者角色(与组织内个人、小组一起工作以及与外部利益相关者建立良好的关系所扮演的角色)。

(2)信息角色　管理者负责确保和其一起工作的人具有足够的信息,从而能够顺利完成工作。整个组织的人依赖于管理结构和管理者,以获取或传递必要的信息,完成工作:监督者角色(持续关注内外环境的变化以获取对组织有用的信息,接触下属或从个人关系网获取信息,依据信息识别工作小组和组织潜在的机会和威胁)、传播者的角色(分配作为监督者获取的信息,保证员工具有必要的信息,以便切实有效地完成工作)、发言人的角色(把角色传递给单位或组织以外的个人,让相关者如股东、消费者、政府等了解并感到满意)。

(3)决策角色　处理信息并得出结论。管理者以决策让工作小组按照既定的路线行事,并分配资源以保证计划的实施。企业家角色(对作为监督者发现的机会进行投资,以利用这种机会)、干扰对付者角色(处理组织运行过程中遇到的冲突或问题)、资源分配者(决定组织资源如财力、设备、时间、信息等用于哪些项目)、谈判者角色(花费了大量时间,对象包括员工、供应商、客户和其他工作小组,进行必要的谈判,以确保小组朝着组织目标迈进)。

3.相关专业词汇中英文对照

(1)management　　　　　　　　　　　管理

(2)nursing management　　　　　　　护理管理

(3)manager　　　　　　　　　　　　　管理者

(4)science of management　　　　　　管理学

(5)science of nursing management　　护理管理学

（6）management function　　　　　管理职能

（7）planning function　　　　　　计划职能

（8）organizing function　　　　　组织职能

（9）leading function　　　　　　领导职能

（10）controlling function　　　　控制职能

内 容 小 结

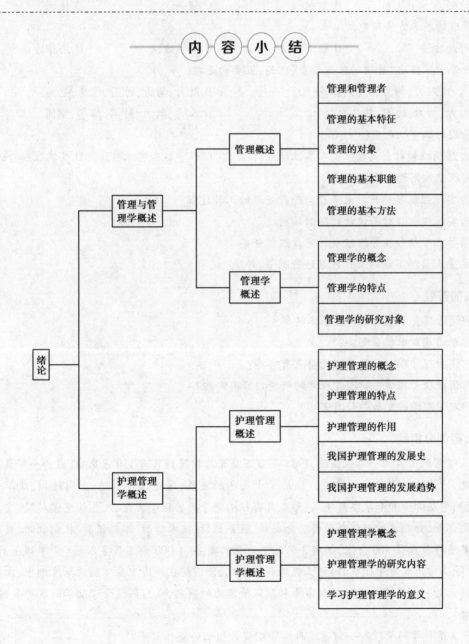

思考与训练

一、单选题

1.管理的本质是(　　)。

A.计划 B.组织 C.领导 D.协调

2.管理的基本方法不包括(　　)。

A.行政方法 B.经济方法 C.考核方法 D.法律方法

3.管理学家提出"管理对象五要素"理论,五要素是指(　　)。

A.人力、财力、物力、时间、信息 B.财力、物力、时间、信息、空间

C.人力、物力、时间、信息、空间 D.人力、财力、时间、信息、空间

4.管理的二重性是指(　　)。

A.自然属性和社会属性 B.人本性和目的性 C.科学性和艺术性 D.共同性和普遍性

5.管理中控制的职能是指(　　)。

A.为实现组织目标而对未来行动进行安排的工作过程

B.为实现组织目标而设计的组织结构

C.领导者带领和指导组织成员完成组织任务

D.主管人员对下属的工作成效进行测量、评价

二、简答题

1.何谓管理?管理具有哪些基本特征?

2.管理的基本职能有哪些?

3.何谓护理管理?护理管理的特点有哪些?

4.何谓护理管理学?护理管理学的研究内容有哪些?

5.护理管理学的发展趋势有哪些?

三、案例分析题

某三级医院前身为一军队医院,1988年百万裁军后精简到只有150张床位,成为全军最小的中心医院,1998年底移交地方管理。经历了十几年的发展,通过人才引进、上岗培训、改革分配制度、吸纳中层骨干和专家参与决策、形成具有核心竞争力的医院文化、改善住院楼环境、发展优势学科群体等,并经过管理创新带动观念创新、服务创新、技术创新、体制创新、机制创新,目前已发展为具有开放床位800余张,拥有3亿元先进医疗设备、1 000余名医务人员(其中博士后、博士、硕士等高学历人才400多名)的三级综合性医院,使该院在我国卫生体制改革浪潮中,由一艘小舢板转化为一支具有一定核心竞争力和抗风险能力的舰船,成为医院管理改革的成功案例。

思考:

1.什么是科学的管理?如何通过科学管理提升组织的整体水平?

2.科学管理中可能涉及的要素有哪些?

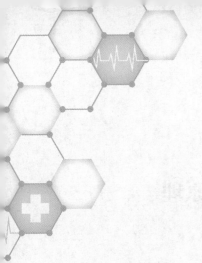

📖【故事引入】

有这样一件事,在一次工商界聚会中,几位老板谈起自己的经营心得,其中 A 老板说:"我有三个不成才的员工,准备找机会把他们炒掉,一个整天嫌这嫌那,专门吹毛求疵;一个杞人忧天,老是害怕工厂出事;还有一个经常浑水摸鱼不上班,整天在外面闲荡鬼混。"B 老板听后想了想说:"既然这样,你就把这三个人让给我吧。"这三个人第二天到新公司报到,新的老板开始分配工作:喜欢吹毛求疵的人负责管理产品质量;害怕出事的人,让他负责安全保卫系统的管理;喜欢摸鱼的人,让他负责商品宣传,整天在外面跑来跑去。三个人一听职务的分配和自己的个性相符,不禁大为兴奋,兴冲冲地走马上任。过了一段时间,因为这三个人的卖力工作,居然使工厂的运营绩效直线上升,生意蒸蒸日上。

思考:
1.同样的三个员工,在 A 公司和 B 公司的老板眼中有什么不同的看法?
2.从案例中你得到什么启示?

分析:
同样的人,在不同的管理者眼里有不同的评价和看法,作为出色的管理者要真正做到"以人为本",了解下属的能力结构和特长,能够根据下属的能力特长来安排合适的能级职位,通过有效的激励手段,就可以取得提高工作效率、增加职工满意度的效果。

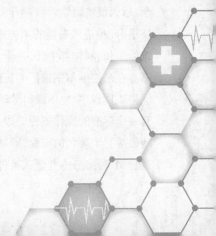

项目 2　管理理论与管理原理

📖【学习目标】

1.掌握古典管理理论、行为科学管理理论和管理原理在护理管理中的应用。

2.熟悉古典管理理论、行为科学管理理论的代表人物和主要内容；管理原理相对应的原则。

3.了解现代管理理论的主要学派。

管理起源于人类社会的共同劳动,是伴随人类生产劳动的分工和协作出现而产生的。随着人类生产技术的不断发展和进步,人类积累了大量的管理实践经验,并形成了一些宝贵的管理理论和管理原理。在最近的一百多年里,管理理论得到了快速发展。

学习任务 2.1　管理理论

管理理论的发展经历了三个阶段:古典管理理论阶段、行为科学理论阶段和现代管理理论阶段。

一、古典管理理论阶段

(一)泰勒的科学管理理论

1.**概述**　弗雷德里克·泰勒,出生于美国费城一个富裕的律师家庭,中学毕业后考入哈佛大学,后因眼疾辍学。泰勒年幼时就爱好科学研究和实验,对任何事情都想找出一种最好的方法。1878 年,他进入费城的米德维尔钢铁厂当机械工人,先后被提升为车间管理员、技师、小组长、工长、维修工长、制作部主任,并于 1884 年被提升为总工程师。1906 年他担任了美国机械工程师学会主席。在米德维尔钢铁厂的管理实践中,他感觉到企业管理当局不懂得用科学的方法来进行管理,不懂得工厂程序,也不懂得劳动节奏和疲劳因素对劳动生产率的影响,对招收的工人缺乏训练,也没有一个标准的操作规程。19 世纪末 20 世纪初,泰勒针对以上影响劳动生产率的各种因素有针对性地做了三个著名的实验,即"铁锹实验""搬运铁块实验"和"金属切削实验"。他把其研究的成果经过总结,写出三本专著:《计件工资制》《车间管理》和《科学管理原理》。他的科学理论得到实业界的认可,人们为了纪念他的功绩,称他为"科学管理之父"。

2.主要内容 科学管理理论的中心问题是提高劳动生产率,泰勒在其《科学管理原理》一书中强调提高劳动生产率的重要性和可能性。他认为生产率增长的事实标志着我们所获得的巨大进步,其主要内容包括以下几个方面。

(1)制订工作定额 为了科学地制订工作定额,他进行了大量的工时和动作研究,如著名的"搬运生铁块实验"。首先,把工人的操作分解成基本动作,消除错误的动作和不必要的动作,并通过对最熟练的工人的每一个操作动作的观察,选择出每一个基本动作最快和最好的方法,把时间记录下来,然后,累计完成这些基本动作的时间,加上必要的休息时间和其他延误时间,就可以得到完成这些操作的标准时间。由此来制订"合理的日工作量"。

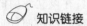 知识链接

搬运生铁块实验

公司有75名工人,负责把92磅重的生铁块搬运30米的距离装到铁路货车上,他们每天平均搬运12.5吨,日工资1.15美元。泰勒找了一名工人进行试验,试验各种搬运姿势、行走的速度、持握的位置对搬运量的影响,多长的休息时间为好。经过分析,确定了装运生铁块的最佳方法和适当的休息时间,使每个工人的日搬运量达到47~48吨。同时,工人的工资收入也有了提高,日工资达到了1.85美元。

---

(2)培训或挑选第一流的工人 所谓"第一流的工人",是指该工人的能力最适合做且又愿意做这项工作的人。通过挑选或培训第一流的工人,把他们分配到相应的岗位上,激励他们尽最大的努力来完成工作任务。

(3)标准化原理 泰勒在伯利恒钢铁公司所做"铁锹实验"就是通过科学的方法,使操作程序标准化、工具、机械和材料标准化、作业环境标准化,才使劳动生产率得到了极大的提高。

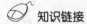 知识链接

铁锹实验

当时公司的铲运工人拿着自己家的铁锹上班,这些铁锹各式各样,大小不等。堆料场里的物料有铁矿石、煤粉、焦炭等,每个工人的日工作量为16吨。泰勒经过观察发现由于物料的密度不一样,一铁锹的负载就大不一样,如果是铁矿石的话,一铁锹有38磅;如果是煤粉,一铁锹只有3.5磅。到底一铁锹多大的负载才是最好的?经过试验最后确定一铁锹21磅对工人是最适宜的。他又进一步研究了为达到这一标准负载,适用于每种物料的各种铁锹的形状和规格。这样就大大提高了工作效率,平均每人每日的操作量提高到59吨,堆料场的工人从400~600人降到了仅需140人,工人的日工资从1.15美元提高到1.88美元。

---

(4)工人和雇主都要精神革命 泰勒认为劳动生产率不能提高的原因之一是工人和雇主对

抗,双方局限于有限的利益分配。精神革命是指改变过去这种工人和雇主的兴趣焦点都在于如何分配盈利,把注意力转移到增加盈余的量上,使他们双方共同努力创造大量的盈余,从而足够给工人大量增加工资,并同样给雇主大量增加利润。

(5)实行差别计件工资制　泰勒认为劳动生产率不高的原因之一是工人懒散拖沓,其重要原因是薪酬制度的不合理。计时工资制不能体现劳动的数量,计件工资制虽然能体现劳动的数量,但工人担心劳动效率的提高会使雇主降低工资率。因此,实行有差别的计件工资制度,即通过工时研究和分析,制定出恰当的工作定额或标准,按照工人是否完成定额采取不同的工资率。如果工人完成或超额完成定额,则定额内的部分连同超额部分都按比正常单价高25%计酬;如果工人完不成定额,则按比正常单价低20%计酬。泰勒认为这样做会大大提高工人的积极性,从而大大提高劳动生产率。

(6)计划职能与执行职能分开　泰勒认为科学方法不同于传统的经验,科学的方法就是把一切工作分为两部分,即计划职能和执行职能,计划职能主要由管理者来承担,并设立专门的计划部门,负责操作方法的制定、各项指令的下达等;执行职能主要由操作工人来完成,按照计划部门制定的指令具体操作,这样就能使计划部门的计划更加科学合理,执行部门工人的操作效率进一步提高。

(7)在管理控制上实行例外原则　例外原则就是企业的高级管理人员把一般的日常事务授权给下级管理人员去处理,而自己只保留对例外事项(即重要事项)的决策权和监督权,如有关企业重大政策的决定和重要人事的任免等。

(二)法约尔的管理过程理论

1.概述　法约尔,法国工业家,西方古典管理理论在法国的最杰出代表。他生于法国一个小资产阶级家庭,中学毕业后考入圣埃蒂安国立矿业学院,1860年毕业时已取得矿业工程师资格,并被一家煤矿任命为矿井工程师,在公司濒于破产时,于1888年被任命为总经理,上任之后通过科学管理方法,使这家公司起死回生。与泰勒不同的是,在漫长而有卓越成绩的职业生涯中,法约尔一直从事企业高层管理工作,研究企业管理者干什么以及怎样干才能干好等管理问题,即注重于对协调组织内部各项活动的基本原则的研究,后人称他为"管理过程理论之父"。他的主要著作有《工业管理和一般管理》《管理的一般原则》等。

2.主要内容

(1)企业的6种经营活动　法约尔指出任何企业的经营包括6种基本活动,管理只是其中之一,这6种基本活动是技术活动、商业活动、财务活动、会计活动、安全活动和管理活动。法约尔经过分析后发现,在不同阶层的工作中,各项活动所占的比例各不相同。如在基层工作中技术活动所占的比例最大,在高阶层工作中管理活动所占的比例最大。

(2)管理活动的5个要素　法约尔首次把管理活动划分为计划、组织、指挥、协调和控制5个要素。他指出:"计划就是探索未来和制定行动方案,组织就是建立企业的物质和社会的双重结构;指挥就是使其人员发挥作用;协调就是连接、联合、调和所有的活动和力量;控制就是注意一切是否按已制定的规章和下达的命令进行。"管理活动不是经理或领导人个人的责任,是由领导人和全体组织成员共同分工承担的。

(3)14条管理的基本原则　法约尔在他的《工业管理和一般管理》一书中首先提出了一般管理的14条原则,即合理分工、权力与责任的一致、统一指挥、统一领导、集权与分权相适应、个人利益服从集体利益、个人报酬公平合理、明确的等级制度、良好的工作秩序、公平公正的领导方法、人员任用稳定、鼓励员工的创造精神、增强团体合作和协作精神。

（4）提出"法约尔跳板原理"　在传统的企业管理组织中，各级组织应自上而下或自下而上逐级传达命令或回呈报告，但当企业规模庞大、级别过多时，则出现了拖延和滞后的弊端。为解决该问题，法约尔提出了著名的"法约尔跳板原理"，即平级的两个部门之间可互相协调以解决问题，在二者协调后仍不能解决问题时，才各自向双方上级报告，由双方上级协调解决，以此类推。这样可迅速而有效地处理事务，最高管理阶层也有较多时间考虑重大决策性问题。

（5）建立参谋机构　法约尔认为当企业规模扩大时，管理的职能也相应增多，在变化的管理机构中更是如此。要完成这些职能不是一个人所能胜任的，故需要建立相应的参谋机构和设置相关的参谋人员，协助处理日常工作事务、进行联络与控制、制订计划及调整计划、研究如何发展等。

（三）韦伯的行政组织理论

1.概述　马克斯·韦伯，德国著名经济学家和社会学家。他生于德国一个家境殷实的家庭，1882年进入海德堡大学学习法律，又先后就读于柏林大学、哥丁根大学，毕业之后先后在柏林大学、海德堡大学、慕尼黑大学担任教授，其间还做过政府的顾问。由于其家庭具有十分广泛的社会关系和政治关系，使他对社会学、经济学、政治学和宗教都有广泛的兴趣，提出过许多新的观点和思想。他的研究侧重于行政管理组织理论，在其代表作《社会和经济组织的理论》一书中，提出了"理想的行政组织体系"理论，目的是解决管理组织结构优化问题。因此，他被称为"组织理论之父"。

2.主要内容

（1）权力是组织形成的基础　人类社会组织中有三种纯粹形式的权力：一是法定权力，（理性的）法律规定的权力；二是超凡权力，来源于别人的崇拜与追随；三是传统权力，是靠传统惯例或世袭得来的。韦伯认为，只有法定权力才能作为行政组织体系的基础，其最根本的特征在于它提供了慎重的公正。

（2）理想行政组织体系的特点　韦伯认为理想的行政组织体系应具备：明确的职位分工；人员的任用通过正式考评和教育实现；自上而下的权利等级系统；严格遵守制度和纪律；建立管理人员职业化制度；建立理性化的行动准则，工作中人与人之间的关系不受个人情感的影响。

（四）古典管理理论在护理管理中的应用

古典管理理论在护理工作中的应用主要表现在：形成了"护理部正副主任—科护士长—护士长"的三级管理制度或"总护士长—护士长"的两级管理组织系统，分清各层次的职责功能，各层次护理管理人员的职责与权力对等；建立明确的规章制度，如晋升制度、奖罚制度、人员考评制度；在护理技能操作上，制定了规范化的护理技能操作流程和标准，以便考核；在护理分工方式上，实行功能制护理，提高了工作效率。

二、行为科学理论阶段

随着生产力的发展，工人阶级觉悟的提高，人们认识到只凭技术条件、金钱刺激和物质条件来提高生产率是低效的，于是以调节人际关系、改善劳动条件等提高劳动生产率为目的的行为科学便应运而生。行为科学管理理论是采用人文社会科学的综合成果去研究人们的工作动机、行为动机和行为效果之间的理论,始于20世纪20年代,直至50年代形成系统的理论。

(一)人际关系学说

1.概述 乔治·埃尔顿·梅奥,原籍澳大利亚的美国行为科学家,获得过逻辑和哲学硕士学位,曾在苏格兰的爱丁堡学习医学,并进行过精神病理学的研究。在第一次世界大战期间,他利用业余时间用心理疗法给受战争创伤的士兵治病。1926年,他任哈佛大学工商管理研究院工业研究室教授,直到退休。

1924—1932年,以梅奥为代表的实验小组在西方电器公司的霍桑工厂进行了为时8年的"霍桑实验",主要对工作条件、社会因素与生产效率之间的关系进行了相关的研究实验。这是企业管理早期研究的一项重要活动,在这项实验的基础上,梅奥创立了早期的行为科学——人际关系学说。

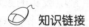 知识链接

霍桑实验的四个阶段

1.第一阶段:照明及其他因素实验阶段 从1921年11月开始,为了研究工作条件和生产效率之间的关系,首先假设生产车间照明度增加会提高劳动效率。研究人员把参加实验的工人分成两个组:一组为控制组,即采用亮度固定的灯光照明;另一组为实验组,即采用亮度变化的灯光照明,以研究灯光亮度对生产量的影响。令人意外的是,生产效率并没有随着照明条件的变化而发生改变。实验结果表明,照明度和生产率之间没有直接的因果关系。之后又实验了工资报酬改变、工间休息时间变化、每日工作时间长度变化、每周工作天数变化等因素对劳动生产率影响的实验,同样,实验也没有取得满意的结果。

2.第二阶段:继电器装配室阶段 从1927年至1928年,选择了5名女装配工和1名画线工在单独的一间工作室内工作,以便有效地控制各种影响产量的因素。在实验中分期改善条件,如改进材料供应方法、增加工间休息、供应午餐和茶点、缩短工作时间、实行团体计件工资等,在工作时间内大家可以互相自由交谈。这些条件的变化,使产量上升。一年半后,取消了工间休息和供应的午餐、茶点,恢复每周工作6天,但产量仍维持在高水平上。经过研究,发现其他因素对产量无多大影响,而监督和指导方式的改善能促使工人改变工作态度、增加产量。于是,决定进一步研究工人的工作态度和可能影响工人工作态度的其他因素,这成为霍桑实验的一个转折点。

3.第三阶段:大规模访谈阶段 1928—1931年,在全公司范围内进行访问和调查,达2万多人次。从开始的问卷式访谈,到后来的自由交谈,使研究人员发现影响生产力最重要的因素是工作中形成的人群关系,而不是待遇和工作环境。每个工人的工作效率不完全取决于他们自身,而要受小组内其他同事的影响。在此基础上进入了第四阶段实验。

4.第四阶段:接线板接线工作室阶段 从1931年至1932年,该室有9名接线工、3名焊接工和2名检查员,在第四阶段有许多重要发现。

(1)大部分成员都自行限制产量。公司规定的工作定额为每天焊接7 312个接点,但工人们只完成6 000多个接点,原因是怕公司再提高工作定额,因此造成一部分人失业,要保护工作速

度较慢的同事。

（2）工人对不同级别的上级持不同态度，把小组长看作组内的成员，对小组长以上的上级，级别越高越受大家尊敬，大家的表现也越好。

（3）成员中存在着一些小派系，每一个小派系都有自己的一套行为规范。派系中的成员如违反这些规范就要受到惩罚，谁要想加入就必须遵守这些规范。

2.主要内容

（1）职工是"社会人"，不仅仅是"经济人"。工人除了有物质需求外，还有社会、心理等方面的需求，如人际感情、安全感和受人尊重等，因此不能忽视社会和心理因素对其工作积极性的影响。

（2）正式组织中存在着"非正式组织"。非正式组织同正式组织是相互依存的，并以它独特的感情、规范和倾向，左右着成员的行为，对生产效率的提高有很大影响。

（3）新型领导者应重视提高工人的满足度。通过提高职工的满足度提高士气，因为生产效率的高低主要取决于职工的士气，即职工的积极性、主动性，而士气的高低则主要取决于职工的满足度，这种满足度首先表现为人与人之间的关系，如职工在工作中的社会地位，是否被上司、同事和社会承认，其次才是金钱的刺激。职工的满足度越高，士气也越高，生产效率也就越高。

（二）人性管理理论

1.概述　道格拉斯·麦格雷戈，美国麻省理工学院教授、社会心理学家。1960年他在《企业与人》一书中提出管理过程中"人性"的两种假设，即X-Y理论。

2.主要内容　麦格雷戈认为，管理者对员工有两种不同的看法，相应地就会采取两种不同的管理方法。麦格雷戈将两种不同的人性假设概括为"X理论"和"Y理论"。

（1）X理论　X理论是一种关于人性消极的观点。该理论认为，人是好逸恶劳、不愿意工作的；一般人不求上进，缺乏进取心；工作必须采用强制、监督的方法；反对变革，坚持保守，个人安全高于一切。

（2）Y理论　Y理论是一种关于人性积极的观点。该理论认为，人并非天生厌恶工作，要求工作是一种本能和满足；人们愿意实行自我管理和自我控制完成相应的目标；一般人有相当高的解决问题的想象力和创造力。

基于X-Y理论，管理者在管理活动中要科学地分析人性，应根据员工的特点，灵活运用两种理论去解决问题。

（三）人类需要层次理论

1.概述　亚伯拉罕·马斯洛，美国著名的心理学家和行为科学家。他于1943年提出的需求层次理论，对人际关系运动做出了重大贡献。

2.主要内容　马斯洛认为，人有5种需要，是依次要求、依次满足、递级上升的，即生理需要、安全需要、爱与归属需要、自尊和尊重需要、自我实现需要。管理者可依据此激励员工的行为，激发员工的积极性。在人类需要层次论的基础上，人们又提出了各种各样的激励理论，如双因素理论、ERG理论（又称需要和激励理论），进一步丰富了马斯洛的理论。马斯洛理论认为，管理措施应该随着人的需要结构的变化而作出相应的改变，并根据每个人的不同需要制定出相应的管理策略。

（四）行为科学理论在护理管理中的应用

行为科学理论在护理工作中的应用主要表现在：强调以人为本的护理管理和临床管理；注重

参与式管理和护理人员的自我管理;重视人的多种需求并满足其需求,从而调动员工的积极性;强调建立良好的人际关系;重视非正式组织对护理管理的作用和影响;重视组织内部的信息流通和反馈。

三、现代管理理论阶段

第二次世界大战以后到 20 世纪 80 年代,随着生产力的发展以及社会学、系统科学、计算机技术在管理领域日益广泛的应用,关于现代管理的研究日益增多,形成了多种管理学派,美国管理学家孔茨形象地将现代管理理论的各学派称为"管理理论丛林"。下面主要介绍其中的几种。

(一)现代管理理论的主要学派

1.管理过程学派 该学派又称管理职能理论,代表人物是法约尔和孔茨。该学派围绕管理人员从事管理工作的过程(即管理人员的职能)来研究管理问题。管理过程学派认为,管理是个过程,由 5 个职能组成,即计划、组织、指挥、协调和控制。管理者可以通过对各个职能的具体分析,归纳出其中的规律与原则,指导管理实践,达到管理目标。

2.社会系统学派 该学派的代表人物是巴纳德,其代表作是《经理的职能》。该学派认为,人和人的相互关系就是一个社会系统,应该从社会学的观点来分析和研究管理的问题,社会的各级组织都是一个复杂的社会协作系统,组织是由人组成的协作系统,有协作的意愿、共同的目标和信息的沟通 3 个因素构成。

3.系统管理学派 该学派的代表人物是卡斯特和罗森茨韦克。该学派认为,组织是一个整体的系统,它由若干个子系统构成,子系统之间相互联系、相互影响;任何组织都是一个开放的系统,与周围环境相互作用、相互影响,并通过信息的反馈进行自我调节以维持动态平衡。

4.经验主义学派 该学派的代表人物是德鲁克和福特。该学派认为,企业管理的科学应该从企业管理实际出发,以大企业的管理经验为主要研究对象,以便在一定的情况下把这些经验加以概括和理论化,但在更多的情况下,只是为了把这些经验传授给企业实际管理工作者和研究人员,为他们提供建议。

5.权变理论学派 该学派的代表人物是伍德沃德和菲德勒。该学派认为,组织内外环境是复杂的,组织和组织成员的行为是多变的,所以没有一种管理理论适合管理的所有情况,管理方式应随着环境的改变而改变。管理者要根据组织情形、不同的人和事,采取不同的管理方式。

6.决策理论学派 该学派的代表人物是西蒙。该学派认为,管理就是决策,决策贯穿于管理的整个过程;在决策准则上,用满意准则代替最优化准则,强调集体决策的重要性;建立决策的过程。

现代管理丛林还包括管理科学学派、人际关系行为学派、群体行为学派、沟通信息中心学派等。

(二)现代管理理论的新发展

进入 20 世纪 80 年代以后,世界的政治、经济、技术和社会环境都发生了剧烈的变化,管理理论也得到了飞速发展。这里介绍目前比较关注的 3 个理论。

1.企业再造理论 企业再造也译为"公司再造""再造工程"。它是 1993 年开始在美国出现的关于企业经营管理方式的一种新的理论和方法。所谓"再造工程",简单地说就是以工作流程为中心,重新设计企业的经营、管理及运作方式。按照该理论的创始人迈克·哈默与詹姆斯·钱皮的定义,是指"为了飞越性地改善成本、质量、服务、速度等重大的现代企业的运营基准,对工作流程进行根本性重新思考并彻底改革",也就是说,"从头改变,重新设计"。该理论强调,企业为了能够适应新的世界竞争环境企业必须摒弃已成惯例的运营模式和工作方法,以工作流程为中心,重新设计企业的经营、管理及运营方式。

　　2.学习型组织理论　该理论由美国哈佛大学教授佛睿斯特首次提出,后由他的学生美国学者彼得·圣吉于 1990 年出版的《第五修炼——学习型组织的艺术与实践》一书中加以完善。所谓学习型组织是指充分发挥每个员工创造性的能力,努力形成一种弥漫于群体与组织的学习气氛,凭借着学习,个体价值得到体现,组织绩效得以大幅度提高的符合人性的、有机的、扁平的组织。学习是心灵的正向转换,企业如果能够顺利导入学习型组织,不仅能够达到更高的组织绩效,更能够带动组织的生命力。圣吉认为,通过五项修炼可以使学习型组织保持持久的竞争优势。

 知识链接

五项修炼

　　1.建立共同愿景　愿景可以凝聚公司上下的意志力,通过组织共识,大家努力的方向一致,个人也乐于奉献,为组织目标奋斗。

　　2.团队学习　团队智慧应大于个人智慧的平均值,以做出正确的组织决策,通过集体思考和分析,找出个人弱点,强化团队向心力。

　　3.改变心智模式　组织的障碍,多来自个人的旧思维,例如固执己见、本位主义,唯有通过团队学习以及标杆学习,才能改变心智模式有所创新。

　　4.自我超越　个人有意愿投入工作,专精工作技巧的专业,个人与愿景之间有种"创造性的张力",正是自我超越的来源。

　　5.系统思考　应通过资讯搜集,掌握事件的全貌,避免见树不见林,培养综观全局的思考能力,看清楚问题的本质,有助于清楚了解因果关系。

　　3.全面质量管理　该管理是指在全社会的推动下,企业中所有部门、所有组织、所有人员都以产品质量为核心,把专业技术、管理技术、数理统计技术集合在一起,建立起一套科学、严密、高效的质量保障体系,控制生产过程中影响质量的因素,以优质的工作、最经济的办法提供满足用户需要的产品的全部活动。

　　(三)现代管理理论在护理管理中的应用

　　现代管理理论在护理管理中的应用表现在:用整体的观点思考问题,为"整体护理"观念的树立提供理论依据;运用系统论思想、权变管理理论来指导护理实践;强调团队合作精神,注重护理组织的整体形象;加强护理人员学习型组织的建设,顺利实现组织目标;强调护理管理者的决策意识和决策的科学化;及时准确的信息反馈和计算机在工作中的应用。

学习任务 2.2　管理原理

管理原理是对管理工作的本质及其基本规律的科学分析和概括,管理原则是根据对管理理论的认识和理解而引申的管理活动中所必须遵循的行为规范。研究管理基本原理和管理原则,对护理管理实践有着重要的指导意义。现代管理的基本管理包括系统原理、人本原理、动态原理和效益原理,其中每一项原理又包含若干相对应的原则。

✒ **管理名言**

管理原理阐明了管理的实质及基本任务。管理原理蕴含着管理的基本观念和基本指导思想。管理原理突出了管理的关键和重点。管理原理提供了管理的基本手段和途径、基本方法和技巧。

——周三多

一、系统原理

（一）系统原理的基本内容

系统原理来源于系统论,是由美籍奥地利学者贝塔朗非所创立,是指用系统论的基本思想和方法指导管理实践活动,解决和处理管理的实际问题。

1.系统的概念　系统是由相互依赖、相互作用的各种要素组合而成的,具有特定功能并处于一定环境之中的有机整体。一个系统必须具备以下条件:要有构成系统的要素;各要素之间相互作用、有机联系;各要素处在一定的环境之中;具有特定的功能。因此,大到一个地球或一个国家,小到一个部门或一个人,都可以将其看成是一个系统。医院也是一个系统,护理系统是其中的一个子系统,护理系统与医疗、后勤等其他子系统之间相互联系、相互影响。

2.系统的特征

（1）整体性　整体性是系统最基本的特性。表现为系统是由两个或两个以上相互区别的要素组成,系统的整体功能大于各个要素的功能之和。任何一个要素都不能脱离整体去研究,要素间的联系和作用也不能离开整体去考虑。医院作为一个整体系统,具有医疗、护理、检验后勤等组成部分,但医院的功能远不是上述各子系统功能之和。因此,作为护理管理者必须要有全局观念,要有一个系统的运筹规划,才能达到组织的最终目标。

（2）目的性　每个系统都有非常明确的目的性。系统的结构是按系统目的和功能建立的,在组织、建立、调整系统结构时都要服从系统的目的。目标不明确会导致管理工作陷入混乱。医院是一个系统,其目标是以病人为中心提供优质服务;护士工作是医院工作的一个子系统,护理部组织管理的各项工作必须服从医院管理大系统,紧紧围绕以病人为中心的目标,提供高质量的护理服务,才符合管理的系统原理。

（3）层次性　任何系统都有一定的层次结构。系统之间运动的有效性和效率的高低,很大程度上取决于层次是否分明。系统的每一层次都有各自的功能,并规定了明确的任务、职责和权利范围。职责分明,层次清楚,才是有效管理的基础。护理系统从行政上由上至下分为护理部主任、科护士长、病区护士长三个管理层次,在日常管理工作中各级只对一个上级负责,上级只负责对下一层次下指令,职责清晰,避免多头领导,有效提高工作效率。

(4)相关性 组成系统的各个要素是相互作用、相互联系的。系统中某一要素发生变化,会引起另一个要素发生变化,甚至影响整个系统的变化。在医院管理中,后勤系统的保障为临床一线医护人员的工作提供了条件,使他们的共同目标得以实现(减轻病人痛苦,恢复病人健康),若其中一个系统发生变化就会影响其共同目标的实现。

(5)适应性 任何系统都存在于一定的环境之中,系统是在与环境的相互作用和相互影响中达到平衡的。当环境发生变化时,这些系统的结构和功能也会随之改变。为适应目前社会人口老龄化和疾病谱改变的需求,出现了社区护理,这就是系统适应环境的一个体现。

(二)系统理论的主要原则

1.整分合原则 整分合原则是系统思想指导管理实践的表现,即现代高效率的管理必须对任务和整体目标进行明确分工和落实,最后进行有效的整体协作和整体综合。在实施中有3个环节,即整体把握、科学分解、组织综合。

(1)整体把握 在管理实践中不仅要了解本部门、本系统的全面情况,还要了解本部门、本系统在整个社会中所处的地位和作用。

(2)科学分解 将整体任务按照系统目标分解成基本组成单位和具体任务,进行明确分工。同时规定分工单位的权限、责任,划定它的管理范围,明确它们之间的协调关系。

(3)组织综合 为避免分工导致的各个环节上产生的矛盾和脱节,管理者必须对分工单位进行强有力的组织综合,使各个环节协调同步,综合平衡发展。

管理的整分合原则贯穿于管理工作的各个环节之中。例如,医院的总体目标是由医疗、护理、后勤等各个职能部门分工协作实现的,每个部门有相应的责任和权利。护理系统的目标又由不同层次的护理单元完成。总之,在管理实践中运用整分合原则,要科学地分解,有效地协作。

2.相对封闭原则 相对封闭原则是指管理内部构成一个各个环节首尾衔接、相互制约、相互促进的连续封闭的回路,只有这样才能有效地发挥各个环节的职责和功能,从而形成有效的管理控制。相对封闭原则适应一切管理系统的活动过程、环节、机构、人员和制度。不实行相对封闭的管理只能是杂乱无章、无效与低能的管理。护理管理实践中必须学会掌握和运用这一原则,使决策、执行、监督、反馈环环相扣,保证护理目标的顺利实现。

(三)系统原理在护理管理中的应用

系统原理已广泛应用于护理管理中,它要求护理部门在进行管理时,要从整体去思考问题,对系统要素之间的关系要全面分析,防止片面性;明确各部门、各单位的职责和权利;协调护理部门和其他部门之间的关系,使他们密切配合,高效地完成组织目标。

二、人本原理

(一)人本原理的基本内容

人本理论又称主观能动性原理,即人是管理活动的主体,一切管理活动都要坚持以人为本,以调动和激发人的主观能动性为中心,从而保证管理目标的实现。一切管理工作的根本问题,就是做好人的工作。人本理论强调关心人、尊重人、理解人、发展人,强调人在整个管理对象中占据主导地位,即提高每个人的素质、规范每个人的行为,调动每个人的积极性,发挥每个人的创新精神,人的主观能动性发挥得越好,管理的效益就越高。

(二)人本原理的主要原则

1.能级原则　能级原则是指把人放在相应的岗位和职位上去量才录用,同时建立各级不同的工作规范和标准,使管理的内容能动态地处于相应的能级之中,以利于进行有效的管理。如护理人员技术职称层次分为主任护师、副主任护师、主管护师、护师、护士,不同职称有不同的权力、职责、待遇和相应能级的岗位,能级原则使人尽其才、才尽其用,使管理活动高效、有序、稳定地运行。

2.动力原则　动力原则是指管理者在从事管理活动时,必须正确认识和掌握管理活动的动力源,运用管理的动力机制,有效地激发、引导和控制被管理者在满足需求为动力的种种行为,使这些行为朝向组织目标的方向进行,从而保证管理活动有序、高效开展。在管理中常见的有物质动力、精神动力和信息动力。物质动力是基本动力,包括工资、奖金、津贴等;精神动力是实现人类高层次需要的源泉,包括理想、抱负、晋升、职称、精神奖励、学位等;信息动力具有超物质和精神的相对独立性,包括消息、情报、指令等。在护理工作中,根据护理人员不同的需求,可以采取灵活的激励方式,如对于新上岗的护士可以采取口头表扬、评选优秀护士的精神激励和一定的物质奖励,让她们树立工作的信心,提高工作的热情。

(三)人本原理在护理管理中的应用

在护理管理实践中,管理者要加强护理人力资源管理,注重人员的选拔、培养、考核和使用,做到人尽其才,才尽其用;建立有效的护理人员的激励机制,做到以护士为中心,以关心和信任护士为前提,灵活运用激励方法充分调动护理人员的工作积极性,使护理人员的行为方向与组织目标保持一致。

三、动态原理

(一)动态原理的基本内容

动态原理是指组织和管理处于动态变化的社会大系统中,由此带来管理主体、管理对象、管理手段和方法上的动态变化。为了保证组织在外界环境变化的情况下维持自身的稳定和发展,管理者必须不断更新观念,做到随机制宜,原则性与灵活性相结合,留有余地,避免僵化的、一成不变的思想和方法。目前,随着医学模式的改变、人口老龄化和疾病谱的改变,对护理专业提出了新的要求,这就需要护理管理者在收集信息的前提下及时调整工作的内容和方向,保持一定的弹性,以便有效地实现动态管理。

(二)动态原理的主要原则

1.弹性原则　弹性原则是指管理应具有伸缩性,现代管理的各种因素、环节、步骤的密切联系和纷繁变化,使管理者不可能对其未来发展的各种细节做出超前的精确测定。因此,管理必须保持适当的弹性,注意留有余地,以及时适应客观事物各种可能的变化,从而实现有效的动态管理。

2.反馈原则　反馈是指由控制系统把信息输送出去,又把作用结果返送回来,并对信息的再输出发生影响,起到控制的作用,以达到预定的管理目标。有效的信息反馈,才能进行正确的管理控制。因此,要做到管理高度有效,就必须建立起一个灵敏、准确、有力的反馈系统。反馈原则广泛运用于护理质量管理过程。例如,护理部在下达任务的同时要制定反馈方案,通过全面检查或抽查等方式发现问题和偏差,及时纠正和改进,从而保证优质、高效地完成护理任务。有些护理管理决策方案在实施中靠反馈调节,根据执行情况调整原来的计划和措施,使之达到优化管理的要求。

(三)动态原理在护理管理中的应用

在护理管理中,管理者要充分发挥人的智慧,在制订护理工作计划、执行改革等工作时遵循弹性和随机的原则,合理配备和使用人力资源,提高护理队伍的局部弹性。如根据工作需要合理配备护理人员、根据工作量和工作难度实行弹性排班。

四、效益原理

(一)效益原理的基本内容

效益原理是指在管理工作中,以最小的投入和耗费获得最大的效益。效益分为经济效益和社会效益,经济效益和社会效益是一个整体,在管理中既要讲经济效益,又要讲社会效益,要以社会效益为前提,以经济效益为根本。在护理管理中,要用科学的理论、方法、技术和良好的服务态度提高护理质量,更好地为大众健康服务,以争取最优的经济效益和社会效益。

(二)效益原理的主要原则

效益原理的主要原则是价值原则,价值原则是指管理的各个环节、各项工作,都必须坚持最大的经济效益和社会效益,科学、合理地使用管理的各种资源,以实现最大的经济价值和社会价值。护理管理的价值原则所强调的价值不是单纯的经济价值,而是经济价值和社会价值的统一。

(三)效益原理在护理管理中的应用

首先,护理管理者树立成本—效益观念,科学、有效地使用人、财、物等各种资源,做到物尽其用,以最小的耗费创造最大的价值。其次,医院要以社会效益为最高准则,遵循"救死扶伤、治病救人"的宗旨,同时兼顾经济效益,适应市场经济,正确处理好两者关系。

🗡 知识拓展

1.东西方管理在文化上的差异

东方文化	西方文化
以政治稳定为目标	以经济利益为中心
在和谐中兼顾各方利益	在竞争中求生存和发展
集体主义的价值观	个人英雄主义的价值观
采用说服、示范、情感的方法	采用实证主义的管理方法
计谋、策略、韬略管理	重视道义、信誉的作用
标准化、程序化管理	重视规章制度、契约的作用

2.相关专业词汇中英文对照

(1) management thought   管理思想

(2) management theory   管理理论

(3) scientific management   科学管理

(4) systematic management   系统管理

(5) human relation   人际关系

(6) management function   管理职能

(7) theory of management   管理原理

(8) principle of management   管理原则

(9) scalar chain   管理层次

(10) authority and responsibility   权力和职责

内 容 小 结

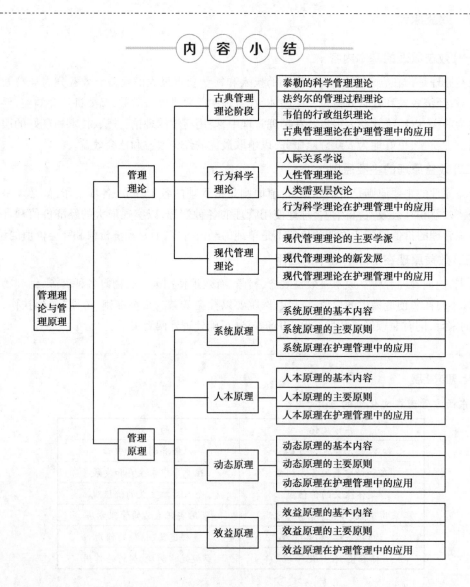

思考与训练

一、单选题

1. 泰勒科学管理理论重点研究的内容是(   )。

A. 生产中工人的劳动效率　　　　　　　B. 一般管理原理和管理效率

C. 理想的行政组织理论　　　　　　　　D. 生产过程中的人际关系

2. 首次提出"在正式组织中存在着非正式组织"观点的是(   )。

A. 泰勒　　　　　B. 法约尔　　　　　C. 韦伯　　　　　D. 梅奥

3. 护理部根据护理专业的发展变化及时调整工作模式,遵循的管理原理是(   )。

A. 系统原理　　　B. 人本原理　　　　C. 动态原理　　　D. 效益原理

4. 与现代管理人本原理相对应的原则是(   )。

A. 整分合原则　　B. 反馈原则　　　　C. 弹性原则　　　D. 能级原则

5. 管理工作的根本目的在于获得经济效益和社会效益,这是指(   )。

A. 系统原理　　　B. 人本原理　　　　C. 动态原理　　　D. 效益原理

二、简答题

1. 古典管理理论的代表人物和主要观点是什么?

2. 梅奥通过"霍桑实验"得出了哪些结论?

3. 何谓 X-Y 理论?

4. 简述需要层次论的内容。

5. 如何运用人本原理和效益原理指导护理管理实践?

三、案例分析题

在一个护理管理经验交流会上,有两个医院的护理部主任分别阐述了他们进行有效管理的观点。

A 护理部主任认为,护理部的首要资产是护士,只有护士们都把医院当成自己的家,都把个人的命运与医院的命运紧密联系在一起,才能充分发挥他们的智慧和力量为医院服务。因此,管理者有什么问题,都应该与护士们商量解决,平时要十分注重对护士需求的分析,有针对性地为护士提供学习、娱乐的机会和条件,每月的信息栏应公布本月过生日护士的名单,祝愿其生日快乐,如有护士结婚、生育,护理部主任都代表医院送上贺礼。

在 A 医院,护士们普遍把医院当作自己的家,全心全意地为医院服务,医院的护理质量越来越好。

B 护理部主任则认为,只有实行严格的管理才能实现医院的护理目标,才能保证各项护理活动顺利开展。因此,护理部要制定严格的规章制度和岗位责任制,建立严密的控制体系,注重上岗培训,实行奖励制度等。

在 B 医院,护士们都非常注意遵守规章制度,努力工作以完成任务,护理工作井然有序,护理质量得到保证。

思考:

这两个护理部主任的观点,谁的更有道理,为什么?

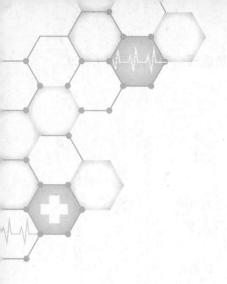

【故事引入】

个体户小王得知近来某高档啤酒销售的差价利润丰厚，就托关系以预付30%款项的方式从厂家批发8 000箱，同时招一批临时工以每瓶5角回扣的报酬组织促销队伍，并安排饮食店和宾馆代销，但因促销不得力，5 000箱啤酒积压在库房，小王的家人说他做事没有计划，小王感到委屈。

思考：

1.你认为小王有计划吗？

2.从管理的角度如何界定"计划"呢？

分析：

计划是管理职能中最基本也是最重要的一个职能，是其他职能的基础。计划可以为组织的未来预测变化，减少失误，为组织成员指明方向。计划是管理过程中必不可少的环节，是对未来工作的一种策划过程，是实行科学管理的重要手段。

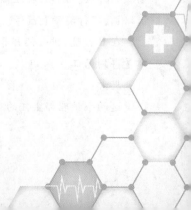

项目3 计 划

📖 【学习目标】

1.掌握计划、目标管理、时间管理的概念;计划的原则;目标管理在护理工作中的应用。

2.熟悉计划的内容、步骤;目标管理的标准、基本过程及优缺点;时间管理的步骤及方法。

3.了解计划的类型;目标的概念和目标管理的特点;时间管理的意义。

学习任务 3.1　计划概述

一、计划的概念和意义

(一)计划的概念

计划是指为未来组织活动设定目标,为完成目标指定策略,并建立相关机制以协调实现组织目标的活动,包括工作的具体目标、内容、方法和步骤等,它贯穿于管理的全过程。计划有广义和狭义之分。广义的计划指制订计划、执行计划和检查评价计划三个阶段的工作过程。狭义的计划仅指制订计划的活动过程。

✒ 管理名言

虽然计划不能完全准确地预测将来,但如果没有计划,组织的工作往往陷入盲目,或者碰运气。

——哈罗德·孔茨

(二)计划的意义

1.有利于实现组织目标　计划工作使人们就组织的目标、当前的现状以及实现目标的途径做出事先的安排,由此明确组织的发展方向,使各方面的行动获得明确的指示和指导。护理工作繁杂琐碎,但解决的每一个具体问题都与组织目标相联系。计划可以使行动对准既定目标,经过周详的计划过程,将工作统筹安排,使工作运转井然有序,有利于实现组织目标。

2.有利于减少变化带来的问题 计划工作针对未来的组织活动,而未来有很多不确定因素。计划虽然无法完全消除未来的不确定性和事物的变化性,但通过计划设计过程,可以预测变化趋势及变化对组织的影响,并制订适应变动的最佳方案,可有效回避风险,保证既定目标的实现。

3.有利于合理使用资源,提高管理效益 计划职能可使组织中的成员对人力、物力、财力、时间和信息等资源合理分配使用,减少重复行动和多余的投入,有利于管理效益和经济效益的提高。例如,科学、合理的排班计划可使各级护理人员充分发挥各自的作用,使人力资源得到合理而有效的利用,并为病人提供优质服务;病房物资领取、使用、保管、维护计划可使被服、药品、仪器、设备妥善保管,物尽其用,减少不必要的物资损耗。

4.控制是管理人员为保证下属执行结果与计划相一致 对执行中出现的偏差采取纠正措施,实现预期目标和计划的管理活动。计划是控制的基础,控制与计划密切联系,是管理职能中两个重要环节。由于临床护理工作复杂多变,所以在制订和执行计划中可能会出现偏差现象,但是管理者可以通过控制工作及时发现工作偏差,并通过组织反馈来修订原计划。没有计划规定的目标作为测定的标准,就无法检查工作,也无法纠正偏差。例如,检查整体护理模式病房的运转情况,就必须按照整体护理模式病房的计划制订质量检查标准,衡量实施效果。

二、计划的类型

(一)按计划的期限分类

1.长期计划 长期计划是指 5 年以上的计划。它是针对未来较长时间所做的计划,又称为规划。特点:时间跨度长;具有战略性,内容不要求详细具体;主要以问题和发展为中心;不确定因素多。如组织的发展规模、护理队伍建设规划等。一般由高层管理者制订。

2.中期计划 中期计划是指 1~5 年的计划。它是根据长期计划提出的阶段性目标和要求。特点:时间跨度较长,但比长期计划短;具有挑战性,内容较详细;主要以时间为中心;对未来的预测相对较容易,但不能完全把握。如组织发展规模中的人员配备、护理队伍建设规划中的培养计划等。一般由中层管理者制订。

3.短期计划 短期计划是指 1 年或 1 年以内的计划。它是针对未来较短时间内的工作安排。特点:时间跨度短;具有战术性,内容详细具体;以工作任务为中心;执行后见效快。如病房护理的年度计划、月计划,病房护理人员新技术培训计划等。一般由基层管理者制订。

(二)按计划的规模分类

1.战略性计划 战略性计划是指关于整个组织的长远目标和发展方向的计划,包括目标及达到目标的基本方法、资源的分配等。特点:时间跨度长;涉及范围广;内容抽象、概括,一旦确定,很难更改。如中国护理事业发展规划、医院护理队伍建设规划等。

2.战术性计划 战术性计划是指针对具体工作问题,在较小范围和较短时间内实施的计划,包括必须做什么、如何做以及谁负责做等细节的安排。特点:时间跨度较短;覆盖范围较窄;内容具体、明确,具有可操作性。如病房的排班计划、设备的维护计划等。

（三）按计划的内容分类

1.综合计划 综合计划又称整体计划，是指对组织所有工作的整体安排。如某医院的年度工作计划。

2.专项计划 专项计划又称专题计划、项目计划，是指为完成某种特定任务而制订的计划，是综合计划的具体化。如护理人员培训计划。

（四）按计划的表现形式分类

1.宗旨 宗旨是指组织对其信仰和价值观的表述，用以回答组织是干什么的以及应该干什么这类问题。护理工作的宗旨应包括护理活动、病人、护理人员三个方面。其中，"护理活动"包括对护理理论、护理教育、护理实践、护理科研、护理行政和护理管理，以及护理在整个组织中的地位等问题的认识和观点。明确组织的宗旨，是制订具体计划的前提，也是社会对该组织的基本要求。

2.目的或任务 目的或任务是社会赋予一个组织的基本职能。例如，世界卫生组织（WHO）规定了护理工作的任务是：保持健康、预防疾病、减轻痛苦、促进康复。各国护理组织都以这一任务为依据来确定具体目标。

3.目标 目标是在宗旨、任务的指导下，整个组织活动所要达到的、具体的、可测量的最终结果。目标不仅仅是计划工作的终点，也是组织工作、人员配备、指导与领导以及控制等活动所要达到的结果。例如，护理质量管理年度目标中"急救物品完好率为100%""护理文件书写合格率达到95%"等。

4.策略 策略是为全面实现组织的长期目标而确定的整体行动过程、工作部署及资源分配的总纲。其重要作用在于合理整合资源，避免资源浪费，以及为组织机构明确了统一方向。例如，中小型医院为了增加市场竞争优势的策略是开设糖尿病、甲状腺、椎间盘治疗等特色专科，医院管理者将整个工作部署和资源配置的重点放在这些专科的建设上，以期获取良好的社会效益与经济效益。

5.政策 政策是组织为达到目标而制订的一种限定活动范围的计划，是组织执行决策时应遵循的原则和方针，是指导决策的指南。政策由组织最高管理层确定，一般比较稳定。政策既有广泛的应用范围以保证组织统一意志的贯彻，又可使下级在一定的范围内灵活处理。组织制定的政策有三个基本的作用：①为组织成员指出行动方向；②保证组织成员的各项活动协调一致；③树立和维护组织的尊严。例如，国家卫生健康委员会制定的《医疗机构病历管理规定》。

6.程序 程序是根据时间顺序而确定的一系列相互关联的活动。其实质是对所要进行的活动规定时间和先后顺序，它是指导行动、执行任务的具体实施方法，具有严格的指定性。管理者一般把反复出现的例行业务的合理操作方法编制成程序，一旦该业务再次出现，就成为员工采取行动的有效指导。如护理程序、心肺复苏程序。

7.规则 规则是对具体场合和具体情况下，允许或不允许采取某种特定行动的规定，可以理解为规章制度、操作规则。规则详细地阐明了必须行动，或者非必需的行动，没有酌情处理的余地，对执行者有较强的约束力，可作为要求员工为实现计划而努力的行为规范。如无菌技术操作原则。规则与政策和程序不同，规则与政策的区别在于规则在应用中不具有自由处置权，规则与程序的区别在于规则不规定时间顺序。规则是一种管理手段，制定相应的规则是必要的，但过多的规则容易抑制思维，不利于发挥成员主观能动性，因此应减少到最低限度。

8.规划或方案　规划或方案是指为实现组织计划所采取的目标、政策、程序、规则、任务分配、执行步骤、资源分配等要素的复合体，是一项综合性计划。它需要有严格的技能、系统的思想方法和统一的行动步骤来协调各个组成部分的关系，通常还需要有预算作为支持。一个主要规划可能需要多个辅助计划。例如，护理部制定的护理人员继续教育规划，其中包含各层次护理人员培训计划，如培训目标、相关政策、规定、培训方法、时间安排及经费保证等。

9.预算　预算也称数字化的规划、数字化的计划，是以数字表示预期结果的报表。预算的内容包括人员、设备、时间、经费等，它是组织各项计划相统一的重要手段。如财务收支预算，可促使管理者对预算的资金流动、收入、开支等进行数据化的管理。

三、计划的原则

(一)预见性原则

计划就是预先决定做什么和如何去做，是对组织未来的活动进行规划和安排，因而要有预见性。这种预见性不是凭主观的猜测，而是一种科学的预见。这就需要组织认真进行调查研究，运用科学技术和方法进行预测，把握外部环境的变化趋势和发展规律，正确进行计划。

(二)整体性原则

计划要从组织的整体出发，全面考虑各构成部分的关系以及它们与环境的关系，并根据这些关系的特点，把握住它们的必然联系，进行统一筹划，做到小局服从大局，局部服从整体。

(三)重点性原则

制订计划既要考虑全局，又要分清主次轻重，抓住重点和关键点，管理者要着力解决影响全局的重点问题，而不是事必躬亲，眉毛胡子一把抓。如预防外科手术后伤口感染的计划，重点是加强手术室、换药室的管理。

(四)目标可考核性原则

目标是管理活动的开始和结束，计划必须始终坚持以目标为导向。目标要具体、可考核、可测量，否则计划无法执行、检查和评价。如护理部的年度目标之一是"本年度住院病人压疮发生率为0%"，此目标既有时间标准，又有结果标准，便于考核。

(五)弹性原则

计划是面向未来的，而未来的工作难免会有意外情况发生。因此，制订计划时应当保持一定弹性，留有余地。计划的弹性越大，则因突发事件引起损失的风险就越小。但是，弹性也要有一定的限度。预留弹性的大小应视具体的计划和相关因素而定，对于预测经验较多、较精确、未来不确定因素少的工作，预留计划的弹性可小些；反之，则应多留弹性，以确保实现目标。

四、计划的步骤

计划是管理的一项最基本的职能，是一种连续不断的程序，经过此程序，组织可预测其发展方向，建立整体目标，发展行动方案以达到组织目标。计划的类型虽然多种多样，但计划的步骤都是相似的。一个完整的计划一般包括估量机会、确立目标、评估资源、拟订备选方案、比较各种方案、选定方案、制订辅助计划、计划预算8个步骤,但在实际工作中这些步骤并非绝对化。

(一)估量机会

估量机会是计划的第一步,是在制订计划之前应着手进行的工作。通过广泛收集信息,分析、整理资料后,预计组织将来可能出现的机会,并根据自己的优势、劣势和组织所处的地位,确立组织对机会的把握能力,明确期望得到的结果。一个组织能否有机会确定切实可行的目标,关键就在于能否准确地估量机会。

估量的内容包括:①社会的需求,社会环境、社会经济对组织的影响;②行业的竞争;③服务对象的需求;④组织自身的管理服务、技术水平及资源情况等。如护理部计划开设家庭护理服务项目,应估量:医院所处社区对家庭护理的需求;医院的地理位置;开展家庭护理服务的人力、物力资源及其他医院开展家庭护理的有关信息资料。

(二)确立目标

在充分估量机会的基础上,计划工作的第二步就是为组织或个人制定目标。通常在确定组织的总目标后,各所属部门按照总目标拟订各部门的分目标,各部门的分目标又分解成其基层单位的子目标,包括长期、中期和短期目标。如此层层控制,可有效统一整个组织共同的行动方向。目标的内容包括时间、空间、数量三要素,即某项工作在一定时期内所要达到的具体指标。如本年度特护、一级护理合格率为90%。

确定的目标通常应具有:①指导组织内部最合理的资源分配;②充分发挥职工的潜力和工作热情;③达到管理活动的最佳效益;④促进组织内部团结,提高成员整体素质和社会效益。

(三)评估资源

在大量收集信息资料的基础上,研究分析和确定执行计划时的前提条件和期望环境。组织的前提条件包括外部前提条件和内部前提条件。外部前提条件包括整个社会的政策、法令、经济、人口、技术等;内部前提条件包括组织内部的政策、人力、物资、经费、技术力量等。目前常用SWOT态势分析法:S(Strength)是指组织内部的优势;W(Weakness)是指组织内部的劣势;O(Opportunity)是指来源于组织外部可能存在的机遇;T(Threats)是指来源于组织外部可能的威胁或不利影响。例如,某医院护理部计划开设家庭护理服务项目,经评估:①S,人力资源可得到保证,有一批有志于家庭护理且经验丰富的工作人员;②W,建立家庭护理中心的场所难以落实;③O,可向上级部门申请一定的经费支持;④T,该医院所处城市开展家庭护理的机构较多。

(四)拟订备选方案

一个计划常常同时有多个可供选择的方案。通常可供选择的方案越多,对选中方案的相对满意程度就越高。因此,管理者一要充分评估与分析;二要发扬民主,充分利用组织内外的专家,从而拟订尽可能多的方案。

发展可选方案还应考虑:①方案与目标的相关程度;②可预测的投入与效益的比例;③时间因素;④下属的接受程度;⑤公众的接受程度。例如,护理部的目标是提高护理人员的业务素质,可行的备选方案有:聘请护理专家进行专题讲座,招聘一定数量大学毕业的护理人员,成立护理质量管理检查组,加强护士的在职培训、学历教育等。

(五)比较各种方案

考察并找出可供选择的每一个方案的优、缺点,再对它们进行比较、分析、评价,按照所期望的社会效益、是否符合卫生政策的规定、计划实施的可行性、经费预算的合理性、计划效益的显著性以及时间安排的可行性等原则来排列各种可选方案的优先次序,权衡利弊,从中选择最优计划方案。如加强在职护士培养计划:①方案1:选送护士到本市三甲医院进修学习,优点是易联系、路程近、学费少、费用低等,缺点是学习效果比外地差;②方案2:选送护士到北京三甲医院进修学习,优点是学习效果好,缺点是不易联系、路程远、学费多、费用高等。

(六)选定方案

选定方案是制订计划的关键步骤,经过对各种方案的利弊权衡,选出最优的或最满意的方案。选定的最优方案应该是可行性和满意度高,少投入、高产出、低风险的方案。有时会发现同时有两个最可取的方案,那么必须先确定首先采用哪个方案,并将另一个方案完善和细化,作为后备方案。甚至有时会综合各种方案的优势,形成一个新的经济、可行的满意方案。

(七)制订辅助计划

选定最优方案后,还要制订一些派生计划来辅助和扶持该方案。辅助计划是总计划下的分计划,是主计划的基础,只有先完成了辅助计划,主计划的完成才有保证。如建立家庭护理服务项目的总计划中,培训家庭护理专业人才、相关设备的添置计划等均属于辅助计划。

(八)计划预算

在完成上述各步骤后,最后一项工作就是把计划转化为预算,使之数字化。计划预算的实质就是资源的数量分配计划,包括人员、设备、经费、时间等方面。通过计划预算,组织对各类计划进行汇总和综合平衡,控制计划的完成进度和完成程度,从而保证目标的实现。因此,预算又被看作一种重要的控制手段。

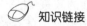 知识链接

某医院开设社区医疗保健护理服务项目的计划编制过程

1.步骤一:估量形势 评估整个社会和医院所处社区对社区医疗保健护理的需求,医院的地理位置,开展社区医疗保健护理服务政策支持力度,人力、物力、财力资源情况及其他医院开设社区医疗保健护理的有关信息资料。

2.步骤二:确定目标 医务科、护理部组织召开各科室主任、护士长及资深医护人员参加座谈会,讨论开设社区医疗保健护理服务项目的计划,确定在半年内建立社区医疗保健护理服务机构。

3.步骤三:考虑制订计划的前提条件 需进一步明确组织内外环境是否达到目标的条件和应采取的措施。经预测:建立社区医疗保健护理服务机构的场所可以落实;人力资源可得到保证,有一批经验丰富的医护人员志愿参加社区医疗保健护理服务工作;可向上级部门申请一定的经费支持,并给予财政、物价、税收等优惠政策,纳入"医疗保险"定点单位;医院所处城市开展社区护理的机构较多,但一般以单纯的健康档案和体检为主,真正形成预防、医疗、保健、康复、健康教育、计划生育"六位一体"的服务模式者不多。

4.步骤四:发展可选方案

(1)方案1 在医院和社区各设立一个门诊作为社区医疗保健服务中心,确定社区医疗保健医护人员,进行培训,完善社区服务体系,以社区为中心进行健康体检,建立社区人员健康档案,

开展预防、医疗、保健、康复、健康教育、计划生育"六位一体"的服务模式。

（2）方案 2 在医院内成立社区医疗保健服务中心，确定社区服务医护人员，进行培训，完善社区服务体系，进行健康体检，建立社区人员健康档案，开展预防、医疗、康复护理、保健服务和健康教育等工作。

（3）方案 3 在社区中心设立门诊作为社区服务中心，确定社区服务医护人员，进行培训，完善社区服务体系，进行健康体检，建立社区人员健康档案，开展预防、医疗、康复护理、保健服务和健康教育等工作。

5.步骤五：比较各种方案 对三种方案进行可行性比较。

6.步骤六：选定方案 经研究认为方案 1 更合理，设立两个社区点，便利社区人群，依托医院的医疗资源，能更好地开展社区医疗护理服务。虽然人力资源需要多，但根据医院目前人员情况，有人力支持，最后选定方案 1。

7.步骤七：制订辅助计划 在社区医疗保健护理服务的总计划的基础上，设立社区医护人员培训计划、业务用房计划、医疗护理设备添置计划等。

8.步骤八：编制预算 预期目标完成时间，成果和收益；费用支出，如业务用房、房租、购置设备、人员工资、交通费、水电费等。

学习任务 3.2　目标管理

一、目标概述

（一）目标的概念

目标是指在宗旨和任务的指导下，组织在一定时期内所要达到的具体的、可测量的预期成果。如在护理质量管理中要求常规器械消毒灭菌合格率达 100%。目标是组织任务的具体化表现，它既是计划的核心基础，也是评价工作成效的标准与尺度。

（二）确定目标的标准

1.可测量性 为了便于对目标进行监督、检查、考核和评价，应尽可能使目标数量化和具体化，达到可测量性。数量化是指给目标制定出明确的数量界限，比如百分比、使用率、评分等方法；具体化是指对目标的描述应尽可能详细和明确，便于操作。有时有些目标不能用数据表示，可考虑使用定性目标，但定性目标大都可以通过其他相关的定量目标提高其可考核度。如"提高急救物品管理质量"这项目标，可具体化为："急救物品完好率达 100%"；急救物品完整无缺，处于备用状态；做到"两及时、五固定"。

2.时间性 目标要有时间跨度，即规定目标完成的期限。如果没有具体的时间限制，目标就无法适应社会发展的客观需要，失去了其存在的意义。如"某医院护理部拟优化护士队伍结构目标：到 2015 年，大专以上学历护理人员占总数的 80%"。

3.现实性和挑战性　目标的制定并不是由人随意编制的,而是依据组织的存在与发展的需求以及社会发展的客观需要而制定的,否则这个目标是无法实现的。同时,目标要有一定的难度,具有挑战性,以促进组织成员个人和职业上的成长和发展。制定目标不可太低或太高,要标准适宜。目标过高,难以实现,容易挫伤组织成员的积极性;目标过低,太易实现,则较难调动组织成员的工作热情与创造性。

4.约束性　目标一般应有约束条件,包括:①客观资源条件,如人、财、物、信息和时间等资源;②法律、法令、条例、制度等方面的限制性规定;③其他主客观要求,如在提高护理质量的前提下,一年内床位的周转率提高10%。

二、目标管理概述

目标管理是由美国著名管理学家彼得·德鲁克于1954年在其著作《管理的实践》一书中首先提出的。它结合"以任务为中心,忽视了人的作用"的科学管理理论和"过于强调人,忽视了人与工作的结合"的行为科学理论,形成了一套管理制度与方法。目前,目标管理已广泛应用于企业和卫生机构管理中,是一种公认的先进管理思想、管理制度和管理方法。

(一)目标管理的概念

目标管理是以目标为导向,以人为中心,以成果为标准,使组织和个人取得最佳业绩的现代管理方法。它由管理者与组织成员共同制定,完成的过程实行自我控制,重视完成结果并作为各部门和个人考核的依据。目标管理既是一种激励手段,又是组织成员参与管理的一种形式。

(二)目标管理的特点

1.强调共同参与　传统的目标制定是自上而下的方式,由管理者制定出组织目标并层层分解落实到各个部门;目标管理的目标制定是用参与的方式、由上下级共同协商讨论确定,先确定组织发展的总目标,再到各部门的分目标,最后到各成员的子目标;用总目标指导分目标、子目标,用子目标、分目标保证总目标的实现,形成一个目标锁链,即"目标—手段"链,将个人目标和组织目标紧密结合,使管理者和组织成员都明确自己的任务和方向,相互配合共同实现组织目标。

2.强调自我管理　目标管理的基本精神是用"自我控制管理"代替"压制性的管理",在目标管理中,下级不是按上级硬性规定的程序和方法行动,而是通过成员自主管理和自我控制实现规定目标。工作过程的自我管理可提高员工的工作积极性和创造性,增强员工的组织责任感。

3.强调自我评价　目标管理建立了一套完善的目标考核体系,使管理者和组织成员都明确自己的考评方式、内容和奖罚措施。各级管理人员定期评价,通过检查、考评反馈信息,同时强调组织成员根据实际情况自我检查、自我评价,以发挥自我管理作用。

4.重视成果　目标管理要求员工和部门必须努力完成自己参与制定的目标,将个人或组织的实际工作成果或实现目标的程度与既定目标值进行比较,比较的结果成为评价管理工作的重要标准。目标管理按实际贡献大小科学地评价组织成员,可使评价更具建设性。

5.强调时间性　目标管理是注重成果的管理,对达到目标的时间有限定,即要求每个人在一定的时间内去实现自己的目标。

三、目标管理的基本过程

目标管理的基本过程分为设立目标、实施目标、检查评价目标三个阶段。这三个阶段的工作是一个不可分割的整体,它们相互依存,相互制约,形成循环周期,并呈螺旋式上升,不断达到更高的目标。

(一)设立目标阶段

设立目标是目标管理的第一步,也是最重要的一个步骤。如果设立的目标具体、明确和合理,则会使以后的执行和评价更加客观有效。设立目标主要包括以下四个步骤。

1.确定组织总目标 一般由高层管理者预先根据组织的任务,估计客观环境对组织带来的挑战和机遇,结合自身组织的情况,确定组织总目标。这是一个暂时的、可以变动的目标预案,再与组织成员共同讨论,修改、调整、确定一个明确的组织总目标。确定时要注意:①必须上下级共同协商;②与目标有关的所有人员都要参与;③管理者要充分发挥作用,既要充分发挥下级能动性,又要实现领导的引导、激励作用。

2.审议组织结构和职责分工 目标管理要求每一个总目标、分目标和子目标均有明确的责任主体,因此确定组织的总目标后应重新审查组织的现有结构,根据新目标做出相应调整变动,以协调各方关系和再次明确人员职责分工。

3.制定分目标(下级目标)和子目标(个人目标) 在总体目标的指导下制定下级目标和个人目标,分目标一定支持总目标,个人目标要与组织目标协调。在制定具体目标时应注意:目标必须要有重点,不宜过多;尽量具体化、定量化,以便测量;还应具有挑战性,以激励士气。

4.形成目标责任 上级和下级就实现各目标所需要的条件及实现目标后的奖惩事宜达成协议,并授予下级以相应的支配人、财、物及对外联络等权力。双方意见一致后,由下级写成书面协议。形成目标责任需要多次协商、正式或非正式的沟通。

(二)实施目标阶段

这一阶段重视执行者的自我控制、自我管理,强调自主、自觉、自治、自行决定完成目标的手段和方法,但也并不代表管理者可以放任不管,相反,因为形成了整个组织的目标锁链和目标体系,则一环失误就能牵动全局。因此,管理者在目标执行过程中,自下而上,由下级主动提出问题和报告,管理者主要是对下级工作给予指导、协助、支持,提供信息情报和创造良好的工作环境,帮助组织成员完成目标任务。实施目标阶段主要包括以下三项工作。

1.咨询指导 对目标实施过程中出现的问题给予具体的指导,并提供人、财、物、技术、信息等方面的支持,帮助下级解决目标实施中存在的问题,以保证目标实现。

2.反馈控制 建立信息反馈制度,掌握目标实施情况,及时纠正出现的偏差,以保证目标的实现。目标管理主要靠执行系统的自我控制和自我调节,如果没有发现方向性错误,上级尽量不要干涉,应以咨询指导的形式为下级服务。否则,将失去目标管理的意义,无法调动下级的主动性和积极性。如果偏差较大,涉及方向性问题或将产生重大不良影响时应及时处理。

3.调节平衡 在目标的实施过程中,对于目标进度和人、财、物等,组织好横向协调,合理使用,为目标管理活动的正常开展创造条件。

（三）检查评价目标阶段

1.考评成果 达到预定的期限后，组织要对照预定的目标项目和目标值及时对工作进行检查、总结和评价。检查评价的常用方法有自我评价、同行评价、专家评价和领导评价等。

2.实施奖惩 按目标成果和奖惩条件，对各目标责任者包括各级组织、部门和个人，实施奖励或处罚，如工资、奖金、物质奖励、职务的提升和降免等，做到奖惩兑现，以达到激励、鞭策的目的。对考评及奖罚结果有异议者，允许申述，并认真处理，以增进组织的凝聚力。

3.总结经验 将目标管理中的经验及教训进行总结，找出不足，同时讨论下一轮的目标，开始新的循环。在此阶段，新资料、信息、资源的输入，应随时提供给下属。如果目标没有完成，管理者在评价中应主动承担必要的责任，并启发下级自检，以维持相互信任的气氛，为下一循环奠定基础。

四、目标管理的优缺点

（一）目标管理的优点

1.提高管理效率 目标管理能促进管理工作，提高管理效率；①目标管理重视结果，管理人员在制订工作计划时必须考虑计划的效果，用预定的结果来制订计划，避免了管理工作的盲目性、被动性和随意性；②目标管理保证了各级管理人员有一定的人、财、物、信息等资源分配的权力，保证了责、权、利三者的对等，提高了管理工作的协调性和科学性；③目标管理的目标既是管理工作的方向和终点，又是控制的标准和工具，利于最有效地进行控制，大大提高了管理的效率。

2.明确各级人员职责 目标管理有助于改进组织结构的职责分工，明确责权利的统一。目标管理中的各级目标均由上下级共同参与、充分协商和讨论后制定，既具体又操作性强，并且确定了领导层、各部门和组织成员的责任，使各级人员明确自己的职责范围和工作的呈报关系。

3.调动组织成员积极性 目标管理促使管理者能较好地听取组织成员的意见，鼓励人人参与管理，更有合理、公正、客观的奖励预案，这些都能充分调动组织成员的积极性，鼓舞士气，大大提高了工作效率。

4.促进组织成员成长 目标管理促使管理者适当授权，在保持有效控制的前提下使组织成员的管理能力得以锻炼，工作责任心得以提高，能主动参与组织建设，顾全大局，心系组织的荣辱成败，促进其快速成长、成熟。

5.有利于控制 在目标分解之后，各层次、部门、成员都有明确的、可考核的目标，这种以自我控制为主的运作方式取代上级统一支配的运作方式，控制更加有效。同时，管理者通过定期督促、检查、小结及反馈意见也可及时发现工作中的偏差，便于各级组织及时采取措施，纠正偏差。

（二）目标管理的缺点

1.目标制定有难度 目标的制定是一个难度较大的工作。目标设定得太笼统，像"尽你的最大努力"这样的目标往往使管理人员因无从考核而无法控制，也使下属缺乏发挥自己潜能的动力；如果目标太具体，或过于急功近利，或由于缺乏上进心和挑战精神而急于交差，那么最终的绩效肯定也不够理想。虽然有证据表明，如果个人的能力和对目标的接受程度等因素保持不变，通常更困难的目标能够激发出人们更高的潜能，产生更高的绩效；但是如果目标太难达到了，也会让人们认为实现它是不可能的，不过是一种挑战，则人们的期望将会减退，放弃目标的可能性也会增大。

2.操作时易流于形式 许多运用目标管理方法的组织并未取得预期的效果,原因可能是在开始目标管理过程之前,管理者的头脑里已经有了一套对成员的目标,这些事先设想好的标准,规定了管理者愿意接受的最低目标,当存在冲突时管理者利用他的权力把目标强加给下级,因此没有下属的真正参与。这种员工表面上的参与容易使目标管理看起来像是一种工具,表面上是用参与的方式设定目标,实际上是在分派目标。

3.强调短期目标 由于目标管理的目标转化过程既是"自上而下"的又是"自下而上"的,最终结果是一个目标的层级结构,每一位成员都有具体的个人绩效目标,这就决定了在大多数的目标管理计划中所设立的目标很少是多于一年的,往往是一个季度或更短的短期目标。很显然,过于强调短期目标是非常危险的,因为它可能会损害长期目标的安排。

4.缺乏灵活性 目标在制定后不宜经常更改,否则会造成执行目标的被动以及目标上下前后的不一致,不利于连贯性开展工作。

五、目标管理在护理管理中的应用

护理目标管理是将护理整体目标转化为各部门、各层次及个人目标,建立管理的目标体系,实施具体化的管理行为,最终实现总目标的过程。具体活动包括:护理部根据医院的整体规划制订护理工作总目标,再通过建立护理目标体系,制订各部门、各病区及护理人员个人的目标,确定目标和工作标准、职责分工、工作期限、评定方法以及奖惩措施,通过指导实施、定期检查、终末考核等措施实现全院护理工作总目标。

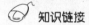 **知识链接**

目标管理在护理管理中的应用

某综合性医院有500名护士,为配合医院质量年活动,护理部根据全院提高服务质量的整体要求,提出"在一年内使全体护理人员护理技术操作合格率达90%以上"的目标。根据目标管理的程序要求,具体操作如下。

1.制订目标体系 建立完整的目标体系,这一阶段可分为以下四个步骤。

(1)护理部征求所有科室护士长意见后,提出"在一年内使全体护理人员护理技术操作合格率达90%以上"的目标。

(2)护理部和各科室护士长协商后决定从部分科室抽调责任心强、技术过硬的主管护师成立"护理技术操作考核小组"(以下简称"考核小组"),并授予该小组检查权和考核评分权。

(3)考核小组成员根据护理部提出的目标制订分目标,包括提高护理人员技术操作水平的具体方法和措施,经护理部审核通过后下发给全院护士,全院护士再依据考核小组的目标制订个人目标。

(4)护理部与考核小组之间、考核小组与病房护士之间分别就本年度各级目标所需要的条件和权力以及完成的奖惩事宜达成书面协议。

2.组织实施 目标执行者采用自我管理的方法,按照目标总体要求和根据自己的权限范围,调动各种积极因素,发挥自己的聪明才智,全面组织实施,上级管理者不能过多干预执行者的工作,但为了总体目标的实现,应为执行者提供咨询、定期指导检查、及时反馈以及调动各种资源等帮助,为目标的顺利实现提供支持。

（1）考核小组及护士个人按照自己制订的目标，采用自我管理的方式进行。

（2）护理部定期检查、指导考核小组的工作并为其提供人、财、物等多方面的支持，定期对护士进行操作指导、训练和考核。

（3）护士个人利用能够利用的资源，努力提高护理技术操作水平。在此过程中，护理部和考核小组随机检查、督促、指导护士并及时反馈，以促进护士操作水平的提高。

3.检查阶段 检查阶段也是目标考评阶段。当预定期限达到后，上下级一起对目标完成的情况进行检查和考核。评价的方法可有同行评议、自评、领导评价和上下级商谈等。通过检查评价，实现赏罚预案，达到激励的目的，同时总结经验教训。

（1）护理部及考核小组督促护士自我检查，相互检查，并作出自我评价。

（2）护理部组织护理技术操作竞赛，将竞赛结果作为评价指标之一。

（3）考核小组随机抽查达标情况。

（4）通过月考、季考、年终考核等措施检查目标完成情况，并根据目标完成情况给予奖惩。

学习任务 3.3　时间管理

一、时间管理概述

（一）时间的概念

时间是物质存在的一种客观形式，是一种不可再生的资源，由过去、现在、将来构成连绵不断的系统，是物质运动、变化的持续性表现。对于护理工作者，时间分为可控和不可控两部分，即被动时间和可支配时间。

1.被动时间 被动时间又叫响应时间，是指管理者自己不可控的时间，即用于处理各种意外事件的时间或响应他人提出的各种请求和要求的时间。作为一名护理工作者，一天中有大部分时间用于处理各种突发事件或响应其他护理人员提出的请求，即工作时间中有大部分的时间属于被动时间。

2.可支配时间 可支配时间又叫自由时间，是指管理者可以自行支配的时间，时间管理的重点就是如何利用好这部分时间。越是中下层的管理者，可支配的时间在其工作时间中所占的比重越小，时间也越分散。因此，时间管理对于护理管理者非常重要。要想有效地利用时间，首先必须认清哪些时间属于可支配时间，并通过对活动的合理安排，把可支配的时间有效地组合起来加以充分利用。

（二）时间管理的概念

时间管理是指在同样的时间消耗情况下，为提高时间的利用率和有效率而进行的一系列活动，包括对时间进行的计划和分配，以保证重要工作的顺利完成，并留出足够的余地处理那些突发事件或紧急变化。

(三)时间管理的意义

1.提高工作效率 通过研究时间消耗的规律,认识时间的特征,探索科学安排和合理使用时间的方法,可提高工作效率。时间管理可使管理者自行控制时间而不被时间控制,控制自己的工作而不被工作左右,从而对时间资源进行合理分配。

2.有效利用时间 管理者如果能有效管理时间,就能以最小的资源投入获得最大的效益,做到事半功倍。护理管理人员常因为琐碎的管理事务而不能有效控制时间,以至于常有劳而无功的感觉。学会科学时间管理方法,可帮助管理者在有限的工作时间内通过合理安排,提高时间的使用效率。

3.激励员工的事业心 时间管理是发展生产力的客观需要,也是实现个人价值对社会做贡献和成就的需要。有效利用时间可以使员工获得更多的成功和业绩,从而激发其成就感和事业心,满足自我实现的需要。

二、时间管理的步骤

时间管理是一个包括"评估→计划→执行→评价(反馈)"的动态过程。

(一)评估

1.评估时间利用情况 专家建议每名护理管理者应有一个日志或记事本,按时间顺序记录一定时间内(通常一周)所从事的活动和利用时间的情况,再将所有活动进行分类,如决策、计划、配备人员、抢救患者、指导与训练下属、评价工作质量、书写报告或建议、开会、建立人际关系、电话漫谈、重复性公文等,并计算每类活动消耗的时间占整个工作日时间的百分比,如果结果显示时间分配与重要程度不符或时间分配不平衡,则提示管理者需要调整时间分配计划。

2.评估管理者浪费时间的情况 浪费时间是指管理者花费的时间对完成组织和个人目标毫无意义的行为和现象。浪费时间的原因有主观和客观两类因素(表3-1)。评价浪费时间的情况是时间管理的反馈,它可以帮助护理管理者有针对性地克服。

表 3-1 管理者浪费时间的因素

序号	主观因素	客观因素
1	无时间观念,计划不周或根本无计划	会议过多,文件过多
2	工作目标不明确	社交应酬过多
3	工作重点不确定	信息不足与不畅
4	工作拖拉	无效沟通
5	未能适当授权	意外电话来访
6	不善拒绝非分内的事	合作能力差,纠纷多
7	处理问题优柔寡断	政策程序不清楚,重复工作多
8	决策能力差	突发事件
9	文件、物品管理无序	文书工作繁忙,手续过多
10	无计划地接待来访者	缺乏反馈

3.评估个人的最佳工作时间 护理管理专家吉利斯(Gilles)在时间评估中提出,应确认每个人在一天中精神状态最佳与最差的时间段,并合理安排工作内容。根据人的生物钟学说,人的智力、体力和情感都呈现周期性的变化。由于人们的生物钟不同,在每日、每周、每月、每年都有生理功能周期。一般在个人感觉精神体力最佳的时段里,宜安排须集中精力及创造性的活动;而在精神体力较差的时间段里,宜从事团体性活动,通过人际关系中的互动作用来提高时间利用率。

(二)计划

1.制订并确定工作目标与重点 管理者首先要明确组织及个人在单位时间内的具体工作目标,如列出每天、每周、每月必须完成的工作目标。其次,建立目标优先顺序,将最重要、最紧急的事情放在首位并计划优先完成。

2.选择有效利用时间的方法和策略 选择有效利用时间、排除时间浪费的策略,一般需要明确以下问题:实现工作目标需要进行哪些活动;每项活动需要花费多少时间;哪些活动能够安排同时进行;哪些活动能够授权让下属去做。

3.列出时间安排表 根据目标及完成目标所需的活动来安排时间。制订时间计划时应注意:①计划要有弹性,以应付意外事件;②计划要有领先性,一般制订计划的时机是每年度、每季度初,能初步规划的要预先规划,每月20号左右制订下月工作计划,每周五安排下周工作,每日工作填写于日工作计划表上;③安排一定的时间来休息和放松心情,有助于管理者缓解压力,更有信心地投入。

(三)实施

时间管理的关键在于计划制订后即刻实施,并从最重要的事情做起,有计划地完成工作。完成一件事情后,应该清楚下一件事情是什么,可以有多少时间来处理,尽可能地按时完成。实施时间计划时应注意以下几点。

1.集中精力与"即时处理" 完成工作应集中全力,这样才会节约时间,提高效率。实践证明,集中精力连续工作一小时顶得上断断续续工作几小时。一件事未完成又去做另一件事,再重新回到原工作时,又需花费时间和精力以重新进入状态,即"温习过程"。

2.时刻注意节约时间 尽量减少拜访次数,当有要事商量需要会见某人时,最好先预约,事先准备好谈话提纲。重要事情在电话商谈前,应预先列出讨论的基本问题,通话时应减少寒暄,迅速进入正题。

3.有效减少干扰 重要且必须完成的工作,尽量减少电话来访及突发事件的干扰。

4.提高沟通技巧 有计划、有选择地参加会议及社会活动;有意识地锻炼沟通交流能力,包括保持上下沟通渠道畅通、学会倾听等。

5.处理好书面工作 公文书写应简明、扼要、易懂,节约文字也就节约了时间;安排一定时间进行书面工作的整理,文件、案卷及时分类入卷归档,并编好目录方便查询备用;及时清理废弃文件。

(四)评价

可采取"日回顾""周回顾"的方式来了解自己是否按时间计划行动,在限定的时间内完成目标情况等,如未完成应评价时间安排是否合理有效、活动主次是否分明、是否抓住了工作的重点、有无时间浪费情况并及时采取措施进行纠正。

三、高效时间管理的方法

(一) ABC 时间管理法

美国管理学家艾伦·莱金(LaKein)建议,为了提高时间的利用率,每个人都需要确定今后五年、半年以及现阶段要达到的目标,并将各阶段目标分为 ABC 三个等级,A 级为最重要且必须完成的目标,B 级为较重要且很想完成的目标,C 级为不太重要且可以暂时搁置的目标。确定 ABC 目标即确定 ABC 工作事务类型(图 3-1),其核心是抓住重要工作并解决主要矛盾,保证重点,兼顾一般,提高时间利用率。

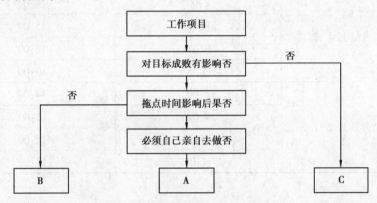

图 3-1 ABC 工作事物类型的思路

ABC 时间管理的步骤:①列出目标,每日工作前列出"日工作清单";②目标分类,对"日工作清单"分类,对常规工作如晨会交接班,则按程序办理;③排列顺序,根据工作的重要性、紧急程度确定 ABC 顺序;④时间分配,按 ABC 级别顺序定出工作日程表及时间分配情况;⑤实施,集中精力完成 A 类工作,效果满意后再转向 B 类工作,对于 C 类工作,在时间、精力充沛的情况下可自己完成(应大胆减少 C 类工作,尽可能委派他人执行);⑥记录,记录每一事务消耗的时间;⑦总结,工作结束时评价时间应用效果,不断提高自己高效率运用时间的技能,工作分类时间使用统计卡。

(二) 四象限时间管理法

四象限时间管理法由著名管理学家斯蒂芬·科维提出。它把工作按照重要和紧急两个不同的程度进行划分,可以分为四个"象限"(表 3-2):Ⅰ,既重要又紧急;Ⅱ,重要但不紧急;Ⅲ,不重要但紧急;Ⅳ,不重要也不紧急。应按工作重要性和紧急性的先后顺序来完成。

表 3-2 四象限时间管理法

	紧 急	不紧急
	Ⅰ	Ⅱ
重要	1.抢救病人,病房急需氧气筒等	1.制订合理科研计划
	2.人员缺乏、资源缺乏	2.护理人员培训和考核
	Ⅲ	Ⅳ
不重要	1.按上级要求书写报告	1.病房领取换季被服
	2.家属到护士站询问病情	2.琐碎事物等
	3.会议	3.电话漫谈,重复性文件等

（三）拟订时间进度表

由于护理工作烦琐多变,故护理管理者在有效控制时间上困难很多,尤其是基层护理管理者,往往被一些突发或临时事件阻断或影响工作。解决时间浪费的有效方法之一是事先拟订活动时间安排表,力求详细,尽可能地把将来可能发生的情况安排到计划之中并留有弹性。如此,既能保证日常工作进度,又能及时合理处理意外事件。记录的方法可利用台历或效率手册记录表(表3-3)。

表3-3　台历或效率手册记录表

	上午	下午
	8:00	14:00
2012年3月1日	9:00	15:00
	10:00	16:00
	11:00	17:00
	8:00	14:00
2012年3月2日	9:00	15:00
	10:00	16:00
	11:00	17:00

（四）帕累托分析法

帕累托分析法又称为80/20法则或"二八"律,是由帕累托提出的。其内涵是如果工作项目以价值排序,一般80%的价值来自20%的项目,剩下80%的项目只有20%的价值。80/20法则对时间管理的一个重要启示:避免将时间花在琐碎的多数问题上,因为就算花了80%的时间也只能取得20%的成效;应该将时间花在重要的少数问题上,因为掌握了这些重要的少数问题,只花20%的时间即可取得80%的成效。

因此,管理者应重新审视自己的工作时间表,找出最有价值的那20%的项目,尽量压缩低价值的时间浪费,将时间管理的重点放在真正值得花费时间和精力去处理的事情上,以提高时间的有效性。

（五）会授权

护理管理者不可能事必躬亲,可通过适当授权使自己的工作时间更加有价值,同时也为下属的锻炼和成长提供机会。管理者在授权时应注意:①选择适当的人,授权前应先了解下属的工作能力和责任心,对合适的人选授权;②双方约定,管理者与下属均应了解和同意授权行为及附带条件,如工作要求、方式与时间限制以及下属可有的权力、承担的责任,并以正式形式通知相关人员,做到责权统一;③授权不是推卸责任,在执行的过程中,管理者应对下属进行督促、指导。

（六）会拒绝

作为护理管理者,为使时间得到高效利用,提高工作效率,应学会拒绝,善于并敢于说"不"。拒绝是一门艺术,应注意拒绝的技巧,比如拒绝时应注意时间、地点及场合,切勿伤害对方的自尊心,最好不解释拒绝的理由,否则对方会想出反驳的理由使你无法拒绝。有时巧妙的拒绝不但不会影响个人威望,反而可能增加一个人的魅力。例如,护理管理者应巧妙而果断地拒绝的几种情况:①不符合个人专业或职务目标的事情;②不属于自己职责范围内的事情;③非自己能力所及的事情,耗时且自己不感兴趣的事情。

(七)养成良好的工作习惯

护理管理者处理的问题往往千头万绪,因此在日常工作中应讲究节约时间和提高工作效率。养成良好的工作习惯可从以下几方面入手:①减少电话的干扰,打电话要尽量抓住要点,电话边上放置纸、笔便于记录重要事项,避免打社交性的电话,以减少不必要的干扰;②在办公室以外的走廊或过道谈话,以节约时间,若谈话内容重要再请到办公室细谈;③控制谈话时间,若交谈中觉察内容不重要,可站起来或看看表或向门口走去或礼貌地直接解释手中正在处理一件紧急文件,表示谈话可以结束;④鼓励预约谈话,可安排在每日工作不忙的下午时间段与护理人员进行会谈;⑤对护理有关档案资料要进行分档管理,按重要程度或使用频繁程度分类放置,并及时处理、阅读,抓住要领;⑥减少会议,缩短会议时间,提高会议效果,准时开始,做到不开无准备、无主题的会议。

(八)保持心理健康

保持心理健康可使管理者有高涨的工作热情,提高办事效率。心理健康既有心理因素,又有复杂的社会因素,管理者要学会控制自己的情绪,避免因情绪因素影响自己的工作效率,造成时间浪费。一个心理健康的人,能够做到在几分钟内从不良情绪中解脱出来,高效地利用时间,提高工作效率。

🗡 知识拓展

1.现代管理大师简介

(1)彼得·德鲁克 现代管理大师,对世人有卓越贡献及深远影响,以他建立于广泛实践基础之上的40余部著作,奠定了其现代管理学开创者的地位,被誉为"现代管理学之父"。他于1954年出版《管理实践》一书,从此将管理学开创成为一门学科,从而奠定了管理大师的地位。他于1966年出版的《卓有成效的管理者》一书,成为高级管理者必读的经典之作,于1973年出版的巨著《管理:任务,责任,实践》一书,则是一本给企业经营者的系统化管理手册,为学习管理学的学生提供的系统化教科书,被誉为管理学的"圣经",其中最受推崇的是他的原则概念及发明,包括经典论断:将管理学开创为一门学科,目标管理与自我控制是管理哲学、组织的目的,是创造和满足顾客、企业的基本功能,是行销与创新、高层管理者在企业策略中的角色、成效比效率更重要、分权化、民营化、知识工作者的兴起、以知识和资讯为基础的社会。

(2)哈罗德·孔茨 美国管理学家,管理过程学派的主要代表人物之一。管理过程学派又称管理职能学派,是孔茨和西里尔·奥唐奈首先提出的。管理过程学派,又称管理职能学派、经营管理学派,是当代管理理论的主要流派之一,主要致力于研究和说明"管理人员做些什么和如何做好这些工作",侧重说明管理工作实务。管理过程学派的开山鼻祖是法约尔,当代最著名的代表人物是哈罗德·孔茨。管理过程学派吸收其他管理学家的思想和主张,不断丰富各项管理职能的内容,具有广泛的影响。

2.相关专业词汇中英文对照

(1) plan	计划
(2) long-term plan	长期计划
(3) middle-term plan	中期计划
(4) short-term plan	短期计划
(5) strategic plan	战略性计划
(6) tactical plan	战术性计划
(7) comprehensive plan	综合计划
(8) special plan	专项计划
(9) management by objectives	目标管理

内 容 小 结

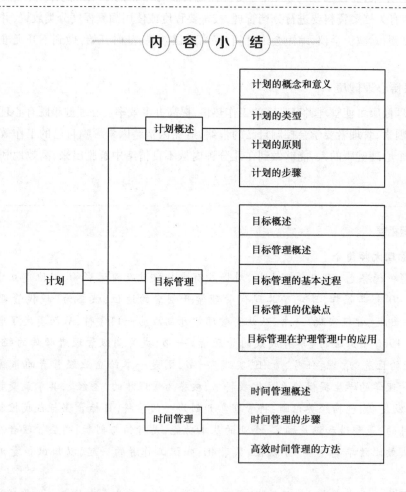

 思考与训练

一、单选题

1.下列有关目标管理的概念错误的是(　　　)。

A.对各级管理人员都有客观的标准　　　B.是一种集权式、参与式的管理

C.员工的自我管理和自我控制　　　　　　　　D.是管理管理者的管理方法

2.下列有关组织目标的概念错误的是(　　　)。

A.是管理者的行动指南　　　　　　　　　　　B.明确规定了组织在一定时间内的具体任务

C.是员工的行动指南　　　　　　　　　　　　D.是不能衡量的目标

3.年计划属于(　　　)。

A.长期计划　　　　　　B.短期计划　　　　　　C.中期计划　　　　　　D.整体计划

4.说明一个组织的基本职能及使命的内容属于(　　　)。

A.宗旨　　　　　　　　B.政策　　　　　　　　C.目标　　　　　　　　D.目的或任务

5.对于一个病区的护士长来说,下列属于浪费时间的活动是(　　　)。

A.频繁的社会活动　　　　　　　　　　　　　B.排班及安排护理工作

C.调查患者对护理工作的满意度　　　　　　　D.指导护理业务

二、简答题

1.计划在管理活动中是必不可少的吗? 有人说不准确的计划是在浪费管理者的时间,你怎么看?

2.目标管理中由下级参与设定目标时,如果管理者与下级之间有意见分歧,你认为该如何确定目标?

三、案例分析题

某医院要求进行护理人员在职培训以提高护理人员素质。护理部立即召开相关会议传达医院的工作部署,进行一系列计划:①分析形势,发现问题;②确定目标;③评估资源,包括临床工作量、护士数量、科主任的态度;④就护士培训的时间、内容、方式等拟订备选方案;⑤对几种方案的利弊及可行性充分讨论并进行比较;⑥根据评价选择合适的方案;⑦制订辅助计划,包括教材、师资、活动、培训内容计划;⑧计划预算,对教材、教具、教师和教室等做出预算。

思考:

1.你认为上述计划是否可行? 为什么?

2.请评价护士培训计划的效果,并阐述理由。

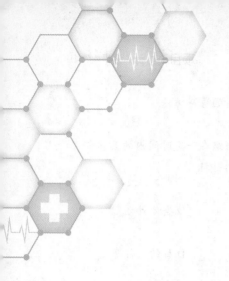

【故事引入】

有两支划船队，A队和B队要进行划船比赛。两队经过长时间的训练后，进行了正式比赛，结果B队落后A队1千米，输给A队。B队领导很不服气，决心总结教训，在第二年比赛时一定要把第一名夺回来。通过反复讨论分析，他发现A队是八个人划桨，一个人掌舵；而B队是八个人掌舵，一个人划桨。不过，B队领导并没有看重这点区别，而是认为他们的主要教训是八个人掌舵，没有中心，缺少层次，这是失败的主要原因。于是，B队重新组建了船队的领导班子。新班子结构为四个掌舵经理、三个区域掌舵经理、一个划船员，还专设一个勤务员，为船队领导班子指挥工作服务，并具体观察、督促划船员的工作。第二年，比赛的结果是A队领先2千米。B队领导班子感到脸上无光，讨论决定：划船员表现太差予以辞退，勤务员监督工作不力应予处分，但考虑到他为领导班子指挥工作的服务做得较好，将功补过，其错误不予追究；领导班子成员每人发给一个红包，以奖励他们共同发现了划船员工作不力的问题。

思考：

1.你认为什么是组织？

2.从案例中你得到什么启示？

分析：

故事说明了三个密切相关的问题：一是凡做一件事，比如参加划船比赛，必须有一个组织；二是这些组织的内部成员应有不同的分工，比如上面的两个划船队里的成员都有不同的分工，由此形成其内部的一定结构，即组织结构；三是作为一个组织，其内部结构不同，行为效果也会不同。例如，上面例子中的B队两次都输给A队。

项目4 组 织

📖【学习目标】

1.掌握组织、组织设计、组织文化、护理组织文化的概念;组织设计的原则。

2.熟悉组织的基本要素;组织设计的步骤;组织文化的结构及功能。

3.了解组织类型;医院和护理组织系统。

组织是依据组织的任务和目标,设计和维系合理的组织结构,将组织各项资源进行最有效的统筹,并通过完善的组织运作,成功实现既定任务目标的工作过程。组织是管理的职能之一,是进行人员配备、领导、控制的前提。为了实现既定的工作目标,必须通过组织设计,建立合适的工作模式。把人员之间的相互关系、分工与协作、时间与空间的各个环节合理地组织起来,形成一个有机的整体,创造一个和谐的工作环境,并使之有效地发挥每个成员的智慧和能力,使人们为达到组织的总体目标而高效率地工作。

学习任务 4.1 组织概述

一、组织的基本概念

(一)组织的概念

一般意义的组织泛指各种各样的社团、企事业单位,是人们进行合作活动的必要条件。管理学中的组织是为了既定的目标,按一定的目的、程序和规划而设置组成的多层次岗位以及相应人员隶属关系的权责角色结构,如医院、学校、企业、机关等。也就是说,组织是具有明确目的和系统性结构的实体,是实现组织目标的工具,是职、权、责、利四位一体的机构。组织包括以下四层含义。

(1)组织必须是由两个或两个以上的人组成的集体,是一个人为的系统。

(2)组织有共同的目标。作为一个整体,只有具备了被所有成员所接受的共同目标,才能有统一的指挥、统一的行动。例如,医院的目标是以患者为中心,满足人民群众健康的需求。

(3)组织具有分工与合作。要实现组织目标,必须对工作任务进行合理的分工,并对组织成员的信念进行统一,使成员之间有效合作。例如,医院工作主要包括医疗护理服务和后勤保障两大系统,前者有诊疗和护理两大业务主体,主要是完成以患者为中心,提供优质服务的任务;后者有支持、扩展两大业务范畴,主要是保证诊疗和护理工作的正常有效运转。

(4)组织具有相应的权力与责任。为了实现共同的目标,必须建立相应组织机构,对机构内成员确定职位,明确职责,赋予各部门及人员相应的权力。例如,医院各部门的医护人员有行使医疗护理的权力和承担救死扶伤的责任。

管理名言

为了使人们能为实现目标而有效地工作,就必须设计和维持一种职务结构,这就是组织管理的目的。

——哈罗德·孔茨

(二)组织的类型

组织作为一种社会实体而广泛地存在于整个社会之中,许多管理学家根据不同的分类标志对组织进行了分类,下面主要按照组织的行使方式将组织分成两种类型。

1.正式组织 为了实现组织的目标,按照一定程序建立的具有明确职责和协作关系的群体。正式组织是通过组织设计而形成的职务或职位结构,是管理者通过正式的筹划,借助组织系统图和职务说明书等文件予以明确规定的,具有严密的组织结构。特点:①有严密的规章制度和严格的组织纪律性;②有明确的组织目标;③有明确的专业分工和密切的协作关系;④有正式的组织机构及职务关系;⑤强调效率;⑥有组织赋予的权力和上下级隶属关系。

2.非正式组织 组织成员在感情融洽的基础上,因共同的兴趣和爱好而形成的小群体。其重要功能是满足个人的需要,进行相互帮助,因此又称为心理社会体系。非正式组织就是未经正式筹划而由人们在交往中自发形成的一种个人关系和社会关系的网络。在非正式组织中,成员之间的关系是一种自然的人际关系,他们不需要刻意安排,而是由于日常接触、感情交融、情趣相投或价值取向相近而发生的联系。特点:①有共同的思想和兴趣;②有一定的群体目标,但没有明确的组织宗旨和目标;③有不成文的行为规范来控制成员的活动;④有较强的凝聚力和行为的一致性;⑤没有法定的组织机构和职位,存在不稳定性;⑥组织领导不一定具有较高的地位和权力,但有较强的个人影响力。

任何组织结构中都存在正式组织和非正式组织。其中,非正式组织对组织目标的实现有积极作用也有消极作用。在组织工作中,只有发挥非正式组织的积极作用,才能有利于正式组织目标的实现。作为管理者,要认识到非正式组织存在的客观性和必要性,允许并鼓励其存在,通过建设正确的组织文化去影响非正式组织成员的行为,尽可能使非正式组织同正式组织协调起来,相互补充,尽最大可能提高正式组织的运作绩效,确保正式组织的运作绩效和组织目标的实现。

二、组织的基本要素

组织的基本要素是每个组织结构、组织活动及组织维护生存和实现发展的最基本条件,主要包括以下五个基本要素。

1.目标与任务　组织是为了实现一定的目标而存在的。目标是组织自我设计和自我维持的根据。组织目标是组织成员进行活动的行为指南与奋斗方向,一个组织如果没有目标就没有存在的意义。组织目标必须与社会需求相适应,这样组织才具有生命力。组织目标建立后,接下来就是确定为实现目标必须进行的工作任务。组织工作就是分配任务的过程。医院的目标是以患者为中心,满足全社会人民群众的健康需求。与之相适应的组织工作是将自身的使命和社会责任加以归类、分工,并给予分配任务的过程。例如,医院组织中的护理任务可分为两大类:一类是以医疗和护理两大业务为主体,满足服务对象健康需求的医疗护理服务部门;另一类是为服务工作提供支持和保证的相应部门,如行政管理部门、辅助检查部门、总务后勤部门、财务部门等,其目的是保证医疗服务部门工作正常有效地运转。

2.职权与责任　职权与职责是一个统一体,是组织的精神要素,有权就必须有责。职权是经过正式的组织程序,被组织承认的权力,是履行岗位责任所必需的重要手段。组织根据各个成员承担责任的大小,赋予相应的职位权力。组织在赋予个人职权的同时,也赋予相应的责任,使各级管理人员能够利用组织赋予的职权,认真履行自己的责任,完成本部门的工作任务,保证组织目标的实现。例如,护理部主任、科室护士长因管理岗位不同,行使的职权、承担的责任也不同。

3.物质与精神　物质要素是指为了保证组织目标的实现,组织内所需的人、财、物等保证组织目标实现的必要资源。例如,护理组织内有护理部主任、科护士长、护士长和护士等专业技术人员;有开展各项工作所需的经费预算与支出;有护士站、办公室以及病房等场所,以保证护理工作的正常运行。精神要素是指组织内成员的职责、权力、服务理念、工作规范、生活准则、认同感及归属感等。例如,医院的院训、护理团队的服务理念和护理人员的奉献精神等。

4.技术与质量　技术与质量是保障组织实现发展目标、满足社会需要的根本保证。医院组织必须具有高水平、力量雄厚及与时俱进的医疗护理队伍,保证其生存和发展。例如,护理质量就是以全体护理人员的技术和素质为基础,通过护理管理来保障的。一支具有先进医学护理技术的医疗护理队伍,是医院满足社会需要、参与市场竞争、增强生存能力、保证持续发展、实现总体目标和完成自身发展的关键。质量是组织管理的核心,加强护理质量管理是医院满足社会需求和实现总目标的重要环节。技术与质量是任何组织实现总目标和完成自身发展的关键。

5.适应与发展　组织的内外环境处于持续变化、相互制约和相互影响的互动过程中。组织为实现生存与发展,必须不断地获取信息,根据内外环境的变化调整组织目标,通过适应环境和自我变化,实现在动态中求平衡、在平衡中求发展,才能在不断变化的市场竞争中求得生存与发展。例如,随着医疗市场竞争的加剧、医学模式的转变,医院的医疗和护理模式也应做出相应的调整、创新,以满足社会及人们对健康的需求,适应社会不断发展的需要。

三、组织的职能和作用

(一)组织的职能

组织的职能是为了实现计划目标所进行的组织过程,对人力、财力、物力、信息、时间等进行有效组合,并进行一定的组织活动。主要目的是通过建立一个适宜组织成员相互协作、各尽其才的良好环境,消除由工作或职责方面引起的各种冲突,营造和谐的组织氛围,使组织成员凝心聚力,在各自岗位上为组织的发展和目标的实现做出应有的贡献。组织的职能包括如下四种。

1.组织设计 根据组织的目标,设计并建立一套特定组织机构和职位系统。

2.组织运行 通过与其他管理职能相结合,保证所设计和建立的组织机构有效运转。

3.组织联系 通过横纵向联系组织内各部门单位,明确各层级之间的分工协作关系,组织成员能够了解个人在组织中的工作关系与隶属关系。

4.组织调整 根据组织内部环境、外部环境和要素的变化,适当调整组织的目标、制度、职权、结构和人员等,组织不断与外界进行能量交换,保证组织持续生存与发展。

(二)组织的作用

组织工作存在于社会的方方面面。在社会各系统内部,为了达到某一特定目标,将人员按照不同的方式组织起来。因组织方式的不同可能产生不同的效果,主要有以下作用。

1.实现组织的汇聚和放大效应 正确的组织协同工作会形成组织力量的汇聚和放大效应,实现组织的协同发展,即集体努力的结果大于单个个体努力的结果总和,一定数量的人员相互协作发挥的整体功效大于一些个体简单相加时的功效。把多个分散的个体组合成集体,成为一个有着共同目标的组织,可以让单独个体无法达到的目标得以实现,这就是组织的力量汇聚作用。在组织力量汇聚作用的基础上,通过组织的力量放大作用,能够进一步提高工作绩效,获得"产出"大于"投入"的效果,使组织实现发展壮大。

2.提高组织的管理效率 通过组织有效的活动,使组织内各部门及成员之间互相学习、借鉴、取长补短、优势互补、分工合作、避免浪费和重复工作,帮助管理者提高工作质量、员工提高生产率,从而进一步提高组织的管理绩效。

3.达到组织的资源共享 组织作为一个各种力量的集合体,能够有效地把组织内部的人、财、物、信息等资源统筹规划、合理分配利用、弹性安排,用以发挥最大的效益,实现资源的共享,达到人尽其才、物尽其用的效果。

学习任务 4.2 组织设计

一、组织设计的概念

组织设计是指管理者将组织内各要素进行合理组合,建立和实施一种特定组织结构的过程。组织设计是组织有效管理的方法之一。组织设计主要解决管理层次、部门、管理幅度、职权的划分问题。通过组织设计,可以协调组织各职位、成员、部门之间的职责和职权,明确组织中的沟通渠道,有利于减少组织中各部门及成员之间的摩擦和矛盾,使组织内各级目标、责任、任务、权力等要素发挥最大效应,从而提高组织整体功效的目的。

二、组织设计的原则

组织设计的目标是使整个组织形成一个有机的分工协作系统,使组织拥有自己为实现组织目标所必需的具体结构和形态,以便组织的成员能够在这种组织结构中共同工作。因此,在进行组织设计时必须遵循以下原则。

1.组织目标一致的原则　建立组织结构时必须明确目标,使组织内各部门、员工的分目标与组织的总目标保持一致,并使各部门的分目标服从组织的总目标。因此,目标一致的原则是组织工作的首要原则。

任何一个组织都有自己特定的使命和目标,组织中的每一部门和个人都应该是为实现既定组织目标服务的,否则它们就失去了存在的意义。在组织管理过程中,人们需要将组织目标进行层层分解,使各个部门与个人都有自己的具体目标。由于部门和个人的具体目标都是从组织总目标分解而来的,所以只要每个部门和个人实现了自己的目标,那么组织也就可以实现其总目标。组织管理的这一原则可以使组织中的每个人都了解自己在总目标实现的过程中担负的使命和任务,使所有人共同努力去实现组织的总目标。

2.分工协作的原则　分工协作的原则是指组织结构为提高管理效能、实现组织目标,对各项任务和工作进行分工,以及对这些任务和工作之间进行协调。分工是实现组织目标的需要,协作是分工后的各项工作得以顺利开展的保障。组织内必须按专业进行合理的分工,使每个部门、每位成员都明确各自的工作,再在分工的基础上进行有效的协作,以发挥组织的整体效应,做到分工合理、团结协作。

3.管理幅度适当的原则　管理幅度是指一个管理者直接有效管理下属的人员数量,又称管理宽度。管理幅度适当的原则是指组织中管理人员直接管理下属的人数应合理适当,保证组织的有效运转。有效的监督和管理,只有在合理有限的管理幅度下才能实现。管理幅度应根据管理工作的特点、类型、性质和管理者与被管理者的能力、经验、技术水平、素质等来决定。一般来说,管理幅度与管理者职位高低成反比,即管理职位越高,管理下属幅度越小。管理幅度过小,可能导致机构臃肿,人力资源浪费;管理幅度过大,导致管理者工作量过大,影响工作效果。一般高层管理者的管理幅度为4~8人,低层为8~15人。

4.管理层级的原则　管理层级是指组织内从上级到下级建立明确的职责、职权和联系的正式层级。组织结构中管理层级的数量,应该根据组织的规模和任务量而定。组织层级中的指令和信息必须逐层下达和上传,如果层次过多,不利上传和下达情况,会影响沟通效果。再者,层级如果过多,管理成本也会相应增加。因此,通常情况下,组织中的层级越少,命令路线就会越短,管理效率就会越高。一般从最高领导层到基层以2~4个层次(级)为宜。根据管理幅度的大小和管理层级的多少,可分为扁平结构和高耸结构两种基本组织结构。扁平结构是指管理层级少而管理幅度大的结构。高耸结构是指管理层级多而管理幅度相对较小的结构。近年来,随着现代通信设备的应用,出现了增加管理幅度、减少管理层次、使组织趋于扁平结构的趋势。

5.权责利相对应的原则　职责是担任某个职位时需履行的责任。职权是在管理职位范围内被赋予的权力。职责是岗位任务的具体体现,职权是行使职责的有力工具。职责职权对应的原则是指组织在设计职务时,各级各类人员的责任、权力、利益应相适应。按人员分工来明确个人的职务及必须承担的责任,就要有与职务和责任相对应的权力和利益,这就是责权利相对应原则。如果权责相互不适应,对组织效能是十分不利的,有权无责或权大责小会导致滥用权力、官僚主义;责大权小就会挫伤管理人员的积极主动性和创造性,导致组织成员无法尽职尽责,使组织缺乏活力。因此,要求责任明确、权力恰当、利益合理。

6.集权分权结合的原则　集权是指组织中的权力相对的集中在高管理层;分权是指把组织

中的权力适当分散在较低管理层。集权与分权的关系是辩证统一的,一般表现为统一领导、分级管理。集权与分权结合的原则是指在组织工作中必须正确处理好集权与分权的关系,才能保证组织的有效运行。如果集权过度,就会影响组织成员对工作的正常开展,制约成员积极性的发挥;如果分权过度,则会导致组织管理上的失控,造成组织管理上的混乱。所以,应该对集权与分权把握适度,集权要以不妨碍下属履职、积极性为准;分权要充分考虑下属的工作能力,以下级能够正常履职、上级能够较好管理掌控为准。

7.统一指挥原则 统一指挥原则是指组织内每位成员只能服从一位上级的命令和指挥,只对一位上级负责。上级指挥逐级下达,不允许越权指挥,避免两个或两个以上领导同时对一位下级行使权力,造成下级无所适从的现象。遵循统一指挥的原则,才能最大限度地避免多头领导、遇事相互推诿,有效地统一和协调各部门的活动,保证组织目标的实现和组织绩效的提高。

8.稳定与适应相结合的原则 组织的内部结构要相对稳定,才能保证组织工作的正常运转。组织结构的稳定,能够促进组织的正常运行和协作关系的稳定;而组织随着内外环境的变化做出内部构成和分工协作关系的适应性调整,能够强化组织功能,增强组织对环境的适应能力。如果组织结构一成不变,就不能适应环境的变化;如果组织结构经常调整,又会影响正常的组织秩序。所以,组织的稳定性只是相对的,一成不变的组织是僵化的,组织必须随着内外环境的变化做出适应性的调整。

三、组织设计的步骤

组织结构设计是一个复杂的工作过程。无论是设计新的组织结构,还是对原有组织结构进行调整和完善,通常包括以下基本步骤(图4-1)。

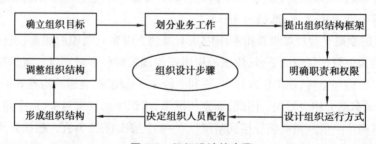

图4-1 组织设计的步骤

1.确立组织目标 确立组织目标是组织设计最基础的工作。通过收集、整理及分析资料,进行组织设计前的评估,以确立组织的目标。资料的内容包括:①同类组织的经营管理理念、结构形式、人员配置等方面的资料。例如,在设计护理组织时,通过学习借鉴同类医院的护理组织结构形式、管理理念和人员设置等资料,取其精华,避其不足,节省时间和精力,少走弯路。②外部环境的各种资料。通过多方收集掌握外部的各种资料和信息,为组织结构的设计提供参考和依据,有利于组织目标的确立。③组织内部情况的资料。例如,现有的组织规模、形式、资源、运行状况及存在的问题等。通过资料的收集、整理及分析,确定组织的发展趋势和方向,明确组织目标。

2.划分业务工作 一个组织是由若干部门组成的,根据组织的工作内容和性质以及工作之间的联系,将组织活动组合成具体的管理单位,并确定其业务范围和工作量,进行部分的工作划分。例如,医院护理任务可按照内、外、妇、儿等专业及循环、呼吸、消化、内分泌等亚专业划分不同的病区,护理工作按照各病区的专业范围依次分派到群体或个人。

3.提出组织结构基本框架　提出组织结构基本框架是组织设计中至关重要的一步,决定着组织的效能。按组织设计要求,决定组织的层次及部门结构,形成层次化的组织管理系统。在设计组织框架时,应该认真处理好管理幅度以及管理层次的关系、横纵向的协调关系,保证信息传递及反馈的灵活便捷。

4.确定职责和权限　按照所管辖工作的内容,明确规定各层次、各部门以及每一职位的权限、责任。一般用职位说明书或岗位职责等文件形式表达。

5.设计组织运行方式　设计组织运行方式包括:①联系方式的设计,即设计各部门之间的协调方式和控制手段;②管理规范的设计,确定各项管理业务的工作程序、工作标准和管理人员应采用的管理方法等;③各类运行制度的设计。例如,绩效评价制度、员工激励制度、考核奖惩制度、人员培训制度等。

6.决定组织人员配备　按职务、岗位及技能要求,选择配备恰当的管理人员和员工。

7.形成组织结构　依据组织目标及设计要求,对组织设计进行审查、评价及修改,并确定正式组织结构及组织运作程序,颁布实施。

8.调整组织结构　为了保证组织的高效运行,除了审慎设计组织外,还需要根据组织的运行情况及内外环境的变化,对组织结构进行相应调整,使之不断完善。例如,医院根据社区服务的日益需求,增设社区护理部门,设计新的职务及岗位职责,增加社区的护理人员等。

四、组织设计的类型

组织设计是否合理直接影响着组织运行的效率。组织结构是由任务、工作和责任关系以及连接组织各部门的沟通渠道所构成的系统模式。它是表现组织各个部分排列顺序、空间位置、聚集状态、联系方式以及各要素之间相互关系的一种模式,是整个管理系统的框架。有了这个框架,系统中的人、物、信息才能得以正常流通。良好的组织结构能够不断适应内外环境的改变,达到组织目标,实现持续发展。因每个组织的内外部环境不同,组织设计的类型也不尽相同。常见的类型有以下几种。

1.直线型结构　直线型结构又称单线型结构(图4-2),是最古老、简单的一种组织类型。其特点是组织内只有一套纵向的行政指挥系统,各职务按垂直系统直线排列,上级对下级直接管理。优点:结构设置简单,发布命令统一;权力集中,责任明确;联系便捷,沟通容易;适应环境变化,管理成本低。缺点:缺乏管理分工,所有管理职能都集中由一个人承担,管理者负担过重;由于权力过于集中,容易导致滥用职权的现象发生。适用于组织规模较小,运行和管理比较简单的组织。

2.职能型结构　职能型结构又称多线型结构(图4-3),是指组织内采用按职能分工、实施专业化管理的方式,相应设立一些组织机构来分担某些管理职能,替代直线型组织结构的全能管理者。在组织内部设立职能部门,各职能部门在自己分管的业务范围内有权直接指挥下属。各级负责人除了服从上级行政领导的指挥外,还要服从上级职能部门在其专业领域的指挥。优点:管理工作分工较细,能充分发挥职能机构的专业管理作用,可以弥补行政领导在专业管理能力方面

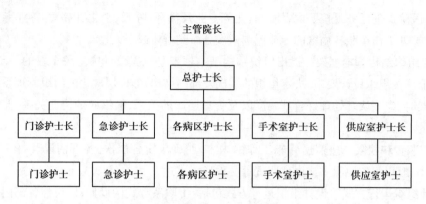

图4-2　直线型组织结构

的不足,有利于提高人力和物质资源的使用效率。缺点:多头领导,不利于组织的统一指挥和集中领导;横向联系差,影响各职能机构之间的工作配合;对于环境变化的适应性差,不够灵活;对专业化知识过分强调,不利于管理人才的全面发展。适用于外界环境相对稳定的组织。在实际工作中,纯粹的此类结构较少。

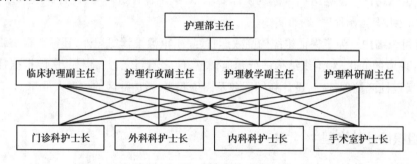

图4-3　职能型组织结构

3.直线-职能型结构　直线-职能型结构又称直线-参谋型结构(图4-4),其特点是集中了以上两种结构的优点,设置一套直线指挥系统和一套参谋系统。直线指挥系统,拥有对下属指挥和发布命令的权力,对组织工作负全部责任;参谋系统对指挥系统起参谋辅助的作用,对下级提供业务指导和建议,一般不具备指挥权和决定权。特殊情况时,直线领导可授予参谋系统一定的决定权和指挥权。优点:既保持了直线型集中统一指挥,又具备了职能型专业人员的管理作用;体现领导集中、职责清晰、秩序井然,能够提高工作效率,使整个组织具有较高的稳定性。缺点:部门之间缺少沟通交流,协调工作较多;各职能部门之间目标不统一,直线领导部门和职能部门之间容易发生职权冲突;整个组织的适应性较差,反应不灵敏。适用于大、中型组织,是目前使用较为广泛的一种组织结构。

4.分部制结构　分部制结构又称事业部制结构(图4-5),是在高层管理者之下,按照地区或特征设置若干分部,集权领导下的分权管理。特点是集中决策、分散经营,即在集权领导下实行分权管理。根据生产经营活动,按地区、产品不同设置若干分部。高层管理者负责组织方针政策、目标和计划的制订,保留人事决策、财务控制及监督等重大问题的决策权。授权经营的分部在总公司的领导下,实行统一政策、分散经营、独立核算、自负盈亏。优点:利于高层管理者摆脱日常事务,集中精力搞好战略决策及全局长远规划;有利于分部管理主动权的发挥,提高管理水平。缺点:增加了管理层次、人员和费用;如分权不当容易导致各个分部工作脱节,影响组织整体

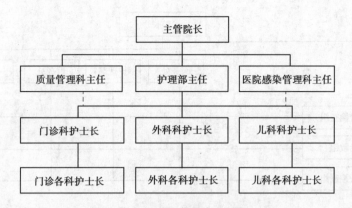

图 4-4　直线-职能型组织结构

利益;各个分部横向联系和协调较困难。适用于国际化战略的大型企业和(或)跨国企业。

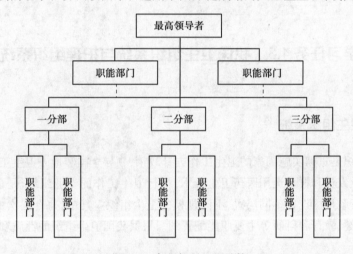

图 4-5　事业部制组织结构

5.矩阵型结构　矩阵型结构是由纵横两套管理系统组成的组织结构(图 4-6),一套是为完成某一临时任务而组成的横向系统,另一套是纵向的直线职能系统。矩阵型结构的成员同时承担双重领导任务,一个任务负责人和原部门的领导在完成自己的任务后仍回到原来的部门工作。优点:加强各职能部门的横向联系;各部门人员增加交流信息、互相学习的机会,有利于提高专业管理水平;针对特殊任务优化配置,集纵家之长,利于攻克技术难题。缺点:容易出现分歧和矛盾;稳定性差;双重领导,权责不清,降低组织效率。适用于组织面临突发事件时,需要对环境变化做出迅速反应的临时性项目。

6.委员会结构　委员会结构是组织结构中的一种特殊类型。由来自不同部门和领域的人员组成,以集体活动的形式执行某方面的管理职能。委员会有直线型,也有直线参谋型,可以是临时需要建立的,也可以是长久设置的,主要起咨询、决策、合作和协调的作用。如医院党委委员会、护理科研委员会、临床护理专家委员会、护理职称评定委员会等。优点:能够集思广益,防止权力过分集中;易于沟通与协调,有利于集体审议与判断;能够代表集体利益,易于群众的信任;利于管理人员的成长。缺点:职责分离;耗费管理时间和成本;存在少数人专制的现象。委员会是处理权限争议问题和确定组织目标的一种比较好的组织结构。

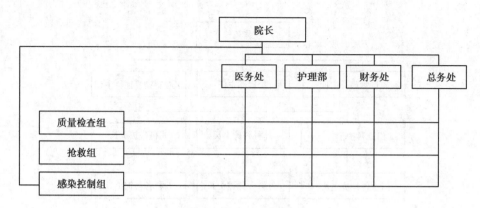

图 4-6　矩阵型组织结构

学习任务 4.3　我国卫生组织系统与护理组织系统

一、我国卫生组织系统

我国卫生组织是贯彻实施国家的卫生工作方针政策,领导全国和地方卫生工作,制定具体政策,组织卫生专业人员和群众运用医药卫生技术,推行卫生工作的专业组织,是以行政体制建立为基础,在不同行政地区设置不同层次、不同规模的卫生组织。其中,每个层次的卫生组织都是按医疗、预防、保健、教育和科研等主要职能配置的。根据我国卫生组织的性质和任务,可将其分为以下三类。

(一)卫生行政组织

卫生行政组织是对国家公共卫生事务实施管理的组织,是贯彻实施党和国家的卫生工作方针政策,领导全国和地方卫生工作,编制卫生事业发展规划,制定医药卫生法规和督促检查的机构。从国家、特别行政区、省(自治区、直辖市)、省辖市、县(市、省辖市所辖区)直到乡(镇)各级人民政府均设有卫生行政机构。2018 年 3 月,国务院将原国家卫生和计划生育委员会、国务院深化医药卫生体制改革领导小组办公室、工业和信息化部、全国老龄工作委员会办公室和国家安全生产监督管理总局职责整合,组建国家卫生健康委员会(简称"国家卫健委"),内设 21 个机构,并管理国家中医药管理局。省、市自治区政府设各级卫生健康委员会,负责所辖地区的卫生工作。

(二)卫生事业组织

卫生事业组织是具体开展卫生业务工作的专业机构,按工作性质的不同可分为以下几类。

1.医疗预防机构　我国分布最广、任务最重、卫生人员最集中的机构,以治疗疾病为主要任务,结合预防、康复和健康咨询等。其包括综合医院、专科医院、中医医院、康复医院、医疗保健院(所)、疗养院、护理院及社区卫生机构等。

2.卫生防疫机构　主要以承担预防疾病任务的业务组织,负责对危害人群健康的影响因素进行监测和监督,如对环境卫生、食品卫生、公共场所卫生等进行监督。其包括各级疾病控制中心、地方病、寄生虫病、职业病防治机构及国家卫生检疫机构。

3.妇幼保健机构　主要以承担保护妇女、儿童健康和计划生育为任务的业务组织。其包括妇幼保健院(站、所)、儿童医院、妇产医院、计划生育门诊部及咨询站等。

4.医学教育机构　主要以承担医学教育的发展,培养和输送各级、各类卫生人员,对在职人员进行专业培训为任务的组织机构。其包括高等医学院校、卫生进修学院(校)及中等卫生学校等。

5.医学研究机构　主要以承担医药卫生科学研究,推动医学科学和人民卫生事业的发展为任务的组织机构。其包括医学科学院、预防医学科学院、医学研究所及中医研究院等。

6.其他机构　主要以承担我国医药学发展和安全用药保证为任务的组织机构,如有关药品、生物制品、卫生材料的生产、供销及管理、检测机构。其包括药品鉴定所、生物制品研究所等。

(三)群众性卫生组织

群众性卫生组织是在政府行政部门的领导下,由专业或非专业卫生人员按不同任务所设置的机构,主要分为以下两类。

1.学术性团体　由卫生专业人员组成。主要任务是举办各种学术活动、进行科普知识咨询、开展工作经验交流、组织人员学习培训等,达到开阔眼界、提高医药卫生技术和学术水平的目的。例如,中华护理学会、中华医学会、中华药学会、中华预防医学会及中国防疫协会等。

2.基层群众卫生组织　由群众卫生积极分子组成。主要任务是发动人民群众开展卫生工作,宣传卫生常识,进行社会服务和福利救济工作等。代表机构是中国红十字会,遍布全国各地的红十字会是基层卫生工作的主要力量,受中国红十字会的统一指挥。

二、护理组织系统

(一)各级卫生行政部门护理管理机构

1.国家卫生健康委员会护理管理机构　国家卫生健康委员会下设的医政医管局,是国家卫生健康委员会主管护理工作的职能机构,也是我国主管护理工作的最高领导机构。负责为全国城乡医疗机构制定和组织实施有关护理工作的政策、法规、人员编制、规划、管理条例、工作制度、职责和技术质量标准等;配合教育、人事等部门对护理教育、人事等项工作进行管理。

2.地方护理行政管理机构　各省、自治区、直辖市卫生健康委员会均有一名厅(局)长分管医疗和护理工作,负责所辖范围的护理管理机构和人员。大多数地(市)级以上卫生健康委员会在医政医管处(科)配备一名护理管理干部(主管护师或以上技术职称),全面负责本地区的护理管理工作。职责和任务:在各级卫生健康委员会的领导的领导下,根据上级的精神和结合实际情况,负责制定本地区护理工作的具体政策、方针、法规和护理技术标准;提出发展规划和工作计划,组织经验交流,检查执行情况;听取护理工作的汇报,研究解决存在的问题;与本地区护理学会互相配合,共同做好护理工作,促进护理事业的发展。

(二)各级医院护理组织系统

我国医院的护理组织系统变更多次。20世纪50年代初,医院护理工作为科主任负责制,没有护理部。20 世纪 50 年代末 60 年代初建立护理部,负责全院护理管理工作。1978 年原卫生部发布《关于加强护理工作的意见》,对医院护理工作进行整顿,逐步完善了护理管理组织。1986 年在全国首届护理工作会议上,原卫生部提出《关于加强护理工作领导,理顺管理体制的意见》,全国各地医院健全了护理管理系统,实行了护理部直接领导制,从而加强了护理管理机构的健全。

1.医院护理管理体制 医院护理工作实行专职医疗或护理副院长领导下的护理部主任负责制。①县级以上医院及 300 张病床以上的医院设护理部,实行"护理部主任—科护士长—护士长"三级负责制;②500 张床位以上的医院要积极创造条件,配备专职的护理副院长(兼任护理部主任),另外设护理部副主任 1~2 名;③300 张病床以下的医院实行"总护士长—护士长"二级负责制;④100 张病床以上或 3 个护理单位以上的大科室,以及任务繁重的急诊科、手术室、门诊部设科护士长 1 名,在护理部主任领导和科主任业务指导下,全面负责本科的护理管理工作;⑤病区护理管理实行护士长负责制,在科护士长领导和病区主任指导下共同做好病室管理工作。

2.护理部的职能、作用及地位

(1)护理部的主要职能 ①负责全院的护理行政管理工作及业务工作。制订全院护理工作的发展规划和实施方案,定期组织总结改进和完善护理工作。②负责进行整顿、提高全院护理工作,根据实际情况采取有效措施,解决实际工作中的问题。③加强护士长的领导和培训,提高护理管理人员的业务水平和管理能力,并进行临床护理工作技术指导及护理服务安全管理。④根据有关法律、法规及上级主管部门的要求,制定完善医院护理规章制度、护理常规、护理技术操作规程、护理质量监控标准和护理文件书写标准,负责组织实施,检查指导各科室做好工作。根据医院分级管理标准,达到护理质量评价指标要求,做好护理资料统计工作。⑤协调和处理与医技、后勤等各部门的关系,合理调配护理人员。协同人事部门做好各级护理人员的任免、考核、奖惩、晋升等工作。⑥对护理人员发生的差错、事故及时调查,提出处理意见,并将结果向上级领导和有关部门如实报告。⑦组织领导护理教学和科研工作。组织业务学习和开展护理查房,应用护理新技术,不断提高护理质量。⑧对护理人员进行职业岗位教育和培训,培养良好的护士素质,提高护理质量。

(2)护理部的作用 护理部承担着护理人员的管理工作,主要负责护理临床、教学、科研、预防保健的管理与组织工作,在提高医院管理水平、控制医院内感染、医疗护理综合质量水平、医院文化建设等方面起着举足轻重的作用。因此,护理部职能作用的发挥与医院的管理效率、医疗护理质量的高低有着极为密切的关系,是医院实现整体工作目标的重要环节。

(3)护理部的地位 护理部是医院护理管理职能部门,在护理副院长或分管护理工作的副院长领导下,负责组织和管理全院护理工作。它与医院的行政、医技、医务、科教及后勤等职能部门处于并列地位,并相互配合、相互协调,共同完成医院的医疗、护理、科研、教学、预防等各项工作。

学习任务 4.4　护理组织文化

文化是人类物质文明与精神文明的结晶。不同的组织有不同的生活方式、习惯、行为模式、价值观等文化,组织文化是特定组织的灵魂、精神动力和价值导向,它指导和约束着组织成员的思想和行为。

一、组织文化

(一)组织文化的概念

组织文化是组织在长期的发展过程中所形成的并且为组织成员普遍认可和遵循的价值观念、道德规范、行为准则、群体意识、经营特色、传统习惯及管理风格的总和。组织文化是以思想观念的形式进行组织成员行为的调控,进一步补充、强化组织结构和制度管理工作,属于管理的软件范畴。任何组织都有组织文化,组织文化是全体成员的共同价值观,是隐藏在各种文化活动背后的精神支柱,是获得成功后的荣誉感。

(二)组织文化的特点

组织文化既具有文化的共同特性,又具有自身独特的特点。主要包括以下几个方面的特点。

1.实践性　每个组织的文化,都不是凭空产生的,它只能是在人们的社会实践过程中通过有目的地培养形成的;同时组织文化反过来又指导、影响人们的实践活动,它的形成源于实践又服务于实践。组织文化的内容与实践联系紧密,如组织价值观、组织精神、组织理念等都是针对管理的实践而言。所以,组织文化是一种实践的文化。

2.整合性　组织文化有着强大的凝聚力,对统一组织员工的思想行为起着重要的作用,能够使员工认识到组织的共同目标和利益,齐心协力,团结奋进,尽量减少内耗,为组织的和谐、发展贡献自己的力量。

3.综合性　组织文化作为一种独特的文化形式,其内容涵盖了组织内的各个方面。组织内个体的价值观和服务理念不代表组织文化的内容,只有综合大部分个体共同的价值观和服务理念才是组织文化的一部分内容。

4.文化性　文化性是组织文化最明显、最重要的特征之一,也是区别于组织其他内容的根本。在组织内,以不同的形式展现其组织活动的内容。通过物质形式表现的,如医院的工作环境、医疗技术、硬件设施等;通过制度形式表现的,如医疗护理目标管理责任制、护理操作规章制度等;通过精神形式表现的,如医务人员的救死扶伤精神、严谨治学精神等。

5.可塑性　组织文化的形成,虽然受到组织传统因素的影响,但也受到现实的管理环境和管理过程的影响;而且,只要充分发挥能动性、创造性,积极倡导新准则、新精神、新道德和新作风,就能够对传统的精神因素择优汰劣,从而形成新的组织文化。

(三)组织文化的结构

组织文化的结构可分为三个层次,表层的是物质文化,中层的是制度文化,深层的是精神文化,其核心为价值观。

1.物质文化 物质文化是指存在于物质产品中的文化,是组织文化结构中最表层的部分,由组织员工创造的产品和物质设施等构成。主要由两个方面体现:①组织的工作和生活环境、办公设备、建筑标志物等;②组织生产经营成果,如组织的产品、服务方式、服务种类。主要反映人与自然之间的关系。

2.制度文化 制度文化是指存在于各种制度中的文化,是组织文化结构中的中介部分,是人为制定的一种标准化、程序化的行为模式和运行方式,如医院目标管理责任制、护理查房制度、护理技术操作原则等。主要反映人与人的关系。

3.精神文化 精神文化是指存在于组织成员本身的思想、观念及言行中的一种深层文化,是组织文化结构中的核心部分,是全体成员共同信守的基本信念、价值标准及道德规范的总和。包括组织理念、组织精神、组织风范和组织道德四个方面,如救死扶伤的奉献精神、严谨治学的教育理念等。主要反映人与自身角色的关系。

(四)组织文化的功能

组织文化的构建,独创了一种管理意境,把制度管理和条例管理的内容融合其中,以一种柔性管理的文化形态,在生硬的物质结构之外,构筑成一种文化氛围和需求,用以满足人性、人情和人的自身价值提升的要求。组织文化对组织成员是软性的制约和内化激励,其功能概括起来主要表现在以下几个方面。

1.导向功能 组织文化作为一种思想观念,能够引导员工树立明确的目标,塑造员工的态度和行为,进一步规范组织成员的日常生活行为,以达到与群体目标行为相一致的目的,将组织整体及每个员工的价值观和行为引导向组织目标。

2.激励功能 组织文化提供了一种明确的价值观念和崇高目标。对于组织成员来说,实践和追求这种价值观念及崇高目标,可使其体验到人生的价值与意义、事业成功的愉悦与满足;对于领导者来说,设置一种崇高目标,实际上也就是向组织成员指出了他们的行为所应当努力的方向,使组织的崇高目标本身就成为激励组织成员积极性、主动性、创造性的因素。

3.约束功能 组织文化通过无形的软性约束和有形的制度约束形成一种压力,来调控组织成员的行为活动,并利用人们的从众和服从心理促进组织成员进行自我控制,使其行为和态度尽可能符合组织要求。

4.凝聚功能 组织文化包含全体成员共同创造的群体意识,表达了成员们对组织的认同感,对组织有内聚作用,与组织同舟共济,对组织有强烈的归属感、责任感和使命感。正是组织文化的这种自我凝聚功能,才构成组织生存和发展的内在动力。

5.辐射功能 通过营造组织文化,使组织在社会化大系统中塑造良好的外在形象,提高组织的知名度和声誉以获得全社会的尊重与支持,这就是组织文化所辐射出来的社会影响作用。

二、护理组织文化

(一)护理组织文化的含义

护理组织文化是在一定社会文化的基础上,护理组织所特有的一种群体文化,是指在长期的护理活动过程中所形成的,并为全体护理人员共同接受的价值观念和行为准则,它是全体护理人员在实践中创造出来的物质成果和精神成果的集中表现。护理组织文化的内容十分丰富,可分为显性和隐性两大类。

1.显性内容 显性内容以精神的物化产品和行为作为表现形式,通过直观的视听器官能感受得到,符合组织文化实质的内容,主要包括护理组织形象、工作环境组织制度等。

2.隐性内容 隐性内容是组织文化最重要的部分,直接表现形式为精神活动,具有文化的特质,主要包括价值观念、护理哲理、道德规范、组织精神等。

(二)护理组织文化的建设

护理组织文化是护理管理的重要任务之一,必须根据护理专业的特点,从精神文化、物质文化、制度文化三个方面加强建设,营造良好的护理组织文化。护理组织文化创建的过程包括以下内容。

1.分析诊断 全面收集资料,对组织现有的文化进行系统分析、诊断。确定组织已经形成的行为模式和工作特点。通过分析现有文化中哪些是积极向上的,哪些是落后保守的,哪些是要继续发扬的,哪些是要坚决丢弃的,来确定文化建设的目标。

2.归纳总结 在分析诊断的基础上进行归纳总结,不断完善优秀的文化内容,用富有哲理的语言表现出来,形成组织制度、规范、口号和守则。

3.倡导强化 通过各种途径和媒体大力宣传提倡新的组织文化,达到人人皆知。管理者在组织管理的过程中,要利用各种手段强化新的文化理念和价值观念,使其约定俗成,被广大组织成员接受和认可。

4.自我设计 在现有组织文化的基础上,按照护理组织的特点,发动全体组织成员参与组织文化的设计。通过对各种设计方案的整理、提炼设计出具有鲜明特色的组织文化。

5.实践提高 用新的价值观念和工作理念指导实践,进一步把感性认识上升到理性认识,从实践上升到理论,实现新的飞跃,将少数人的看法统一成全员的观念,达到不断提高组织文化层次的目的。

6.适时发展 在组织不同的发展阶段,要依据形势的发展和需要,更新组织文化的内容和风格,让组织文化不断优化,实现再塑造。

(三)护理组织文化的形式

1.言谈举止 高层护理管理人员通过各种教育活动和言谈举止,将组织期望和护理行为准则渗透到整个群体中。在护理活动中也可通过护理人员的各自行为和相互沟通,使护理组织内成员感悟到应遵守的规则。

2.实物形象 艺术构思和实物也可以反映护理组织文化。如医院标志和标牌、护士服饰、南丁格尔塑像等。

3.文字和符号 标语、口号、护理人员守则及书面材料等都是护理文化的表现形式,通过以上表现形式均可将护理组织文化传递至全体护理人员。

4.视听设备 利用现代化的视听设备用来表现和宣传护理组织文化的途径和形式较多,如网络、电视、广播、广告、多媒体等。

5.其他形式 专题会议、文艺演出、知识竞赛、树典型、表彰先进等各类活动,实现宣传护理组织文化的目的。

(四)护理组织文化的管理

护理组织文化建立后,可以实行目标管理。目标管理的步骤:①确定当前组织文化的宗旨和目标;②分析环境;③发现机会和威胁;④分析组织的资源;⑤判断优势和劣势;⑥重新评价组织文化的宗旨和目标;⑦制定发展战略;⑧实施战略;⑨评价结果。

通过护理组织文化的管理,推广护理组织文化,鼓励变革,促进创新;有效地领导和激励护理人员;倡导护理人员具备真正的职业资格;积极倾听每个人的意见和建议;与下属进一步沟通交流;建立反馈控制机制等。不断完善护理组织文化的建设,使组织文化层层落实,逐步渗透到护理组织的业务一线,同时,要加强组织文化服务内容和服务手段的创新,注重管理和文化渗透的执行力度,保证组织文化与实施人性化管理的统一,促进组织的持续发展,使组织充满生机与活力,为医院护理管理总目标的实现服务。

🔧 **知识拓展**

1.中华护理学会简介 中华护理学会是全国护理科技工作者的学术性群众团体,是中国科学技术协会所属全国性自然科学专门学会之一,受中国科协和国家卫生健康委员会的双重领导。中华护理学会于1909年成立,1922年加入国际护士会,目前出版有学术期刊《中华护理杂志》《中华护理教育》等,拥有内科护理、外科护理、妇产科护理、儿科护理、肿瘤科护理、精神科护理、五官科护理、口腔科护理、传染病护理、中医与中西医结合护理、医院感染管理、护理行政管理、门急诊等18个专业委员会,全国31个省、自治区、直辖市(台湾除外)均设有分会。

中华护理学会的主要任务是组织护理工作者开展学术交流和科技项目论证、鉴定;编辑出版科技期刊和书籍;普及推广护理科技知识与先进技术;开展继续教育;对国家重要的护理技术政策、法规发挥咨询作用;向政府有关部门反映会员的意见和要求,维护会员的权利,为会员服务。

2.相关专业词汇中英文对照

(1) organization	组织
(2) formal organization	正式组织
(3) informal organization	非正式组织
(4) organizational chart	组织结构图
(5) pure line structure	直线型结构
(6) organisitional culture	组织文化
(7) functional structure	职能型结构
(8) line and functional structure	直线-职能型结构
(9) matrix structure	矩阵型结构
(10) committee structure	委员会结构
(11) Chinese Nursing Association	中华护理学会

内 容 小 结

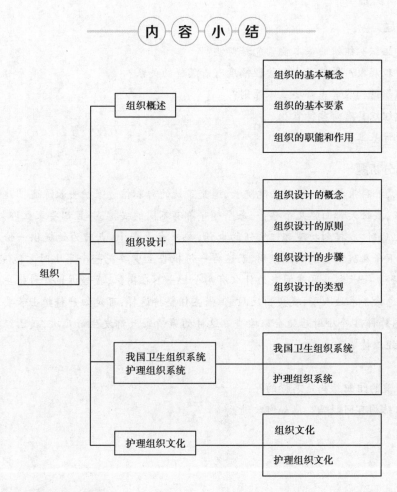

组织概述
- 组织的基本概念
- 组织的基本要素
- 组织的职能和作用

组织设计
- 组织设计的概念
- 组织设计的原则
- 组织设计的步骤
- 组织设计的类型

我国卫生组织系统 护理组织系统
- 我国卫生组织系统
- 护理组织系统

护理组织文化
- 组织文化
- 护理组织文化

思考与训练

一、单选题

1.多头领导是哪种组织结构的缺点?( )

A.直线型   B.职能型

C.直线-职能参谋型   D.矩阵型

2.护理工作范畴和制度属于组织的何种要素?( )

A.目标与任务要素   B.职权与责任要素   C.物质与精神要素   D.技术与质量要素

3.组织中无组织目标,但有群体目标和较强的内聚力,领头人有较强的实际影响力,强调领袖人物的作用,组织内行为一致性来自感情吸引力,即共同的价值观。该组织称为( )。

A.非正式组织   B.正式组织   C.先进组织   D.党组织

4.按照要求,多少张病床以上的医院实行护理部主任、科护士长、病室护士长三级负责制?( )

A.500   B.100   C.200   D.300

5.在计算机技术广泛应用以前,组织结构的低层管理幅度一般为多少人?( )

A.1~5   B.8~15   C.15~20   D.20~28

二、简答题

1.什么是组织？组织的基本要素包括哪些？

2.何谓管理层次？管理层次和管理幅度有着怎样的关系？

3.设计组织结构应考虑哪些基本原则？

4.非正式组织具有哪些特点？

5.组织设计基本步骤包括哪些？

三、案例分析题

上午9点，外科张护士长找到医院院长，递交了她的辞职信。张护士长陈述："这份工作我已经干不下去了，我每天都面临几个领导，每个领导都有不同的安排，并且都要求立即处理。例如，昨天早晨刚上班时，我接到护理部汪主任的电话，要求我上午10点前为她提供一份床位利用情况报告，供她下午在院例会上做汇报用，而这样一份报告至少要花一个半小时才能完成。1个小时后，妇产科孙护士长到病区质问我为什么有两个护士不在岗位，我告诉她外科张主任调走了两位护士，说是急诊手术缺人手，我提出反对，但张主任坚持这样，可是妇产科护士长要求我让两名护士马上回到外科，1个小时后她会来检查。这样的事情每天都发生好几次，我已经尽自己最大的努力，但已经维持不下去了。"

思考：

1.这家医院的组织结构是怎样的？

2.该组织结构有问题吗？应如何改进？

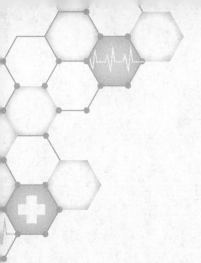

【故事引入】

    一天早晨，一个牧师正在准备明天的讲道词。太太出去买东西了，小儿子约翰哭着嚷着要去迪斯尼乐园。为了转移儿子的注意力，牧师将一幅彩色缤纷的世界地图，撕成许多小碎片，对儿子说："小约翰，如果你能把这张世界地图拼起来，我就带你去迪斯尼乐园。"牧师以为这件事会使约翰花费大半个上午的时间，但不到十分钟小约翰便拼好了。每一片碎纸片都整整齐齐地排列在一起，整张世界地图又恢复了原状。牧师很吃惊，问道："孩子，你怎么拼得这么快？"小约翰回答："很简单呀！地图的另一面是一个人的照片，我先把这个人的照片拼到一块，然后把它翻过来。我想如果这个人拼对了，那么这张世界地图也该是对的。"牧师忍不住笑了起来，决定马上带儿子去迪斯尼乐园，因为儿子给了他明天讲道的题目：人对了，世界就对了。

思考：

1.你认为什么是人力资源？

2.从案例中你得到什么启示？

分析：

    "人对了，世界就对了"是一个古老命题，人们在讲这个故事时赋予了其新的内涵。企业的基本资源是人、财、物、信息和时间，但就其性质而言就是两大类：人的资源和物的资源。人是活的，能动的；物是死的，被动的。一切物的因素只有通过人的因素才能加以开发利用。在一定的生产力条件下，人是企业生存和发展的决定性因素。从这个意义上说，人力资源是企业的第一资源。

项目5　人力资源管理

人力资源是生产劳动中最基本的要素,也是一切资源中最重要的资源。护理人员是医院卫生技术人员中的主要力量,加强护理人力资源管理,充分发挥护理人员的作用,直接关系到护理服务质量和护理专业的发展,也关系到整个医疗卫生服务水平。下面将从护理人员的编配、分工、排班、招聘、培训、绩效考核、职业生涯规划等方面介绍。

学习任务5.1　人力资源管理概述

一、人力资源管理的相关概念

1.人力资源　"人力资源"一词最早由当代著名管理大师彼得·德鲁克于1954年在《管理的实践》一书提出,现已逐渐取代"人事"或"人力"等狭隘的字眼。人力资源又称劳动力资源,是依附于个体的经济资源,用以反映人所拥有的劳动能力,对组织的效益和发展具有积极作用的劳动能力总和。

管理名言
唯有流通业的经济发展,才能创造中国最迫切需要的人力资源。

——彼得·德鲁克

2.人力资源管理　人力资源管理又称人员管理或人员配备,是用科学的方法对人力资源进行有效开发、合理配置、充分利用和科学管理,最有效地发挥人力的作用,实现组织目标的过程。这一概念包括两个内容:一是吸引、开发和保持一个高素质的群体队伍;二是激发每一位成员的奉献意识,实现组织使命和目标。有效开发不仅是指人的智力开发,还包括人的思想文化素质和道德水准的开发;不仅是指现有能力的发挥,还包括人的潜力的挖掘。人力资源管理,从利用的角度看,应包括对人才的发现、鉴别、选拔、分配和合理使用;从宏观管理看,应包括人力资源的预测、规划、组织和培训。

二、护理人力资源管理的相关概念

1.护理人力资源　护理人力资源是指在医疗卫生体系中能够提供护理、预防、保健、康复服务,接受过正规的护理教育和职业培训,取得学历或达到一定技术水平,获得护士执业资格的人员。

2.护理人力资源管理　护理人力资源管理是指应用现代管理科学的基本理论和技术,对护理组织的人才需求进行合理有效的规划、选聘、使用、培训、考核和开发的管理过程,从而最有效地发挥人力作用,使护理组织中的人事相宜、人尽其才,提高护理工作效率,保证护理工作质量,完成护理组织目标,提高护理服务水平。

三、护理人力资源管理的意义

人是最重要的财富和资源,任何组织的发展都离不开对人的管理。护理人力资源管理不仅可以发现、选聘、使用和培养最优秀的护理人才,还可以充分调动护理人员的积极性,达到人尽其才、提高工作效率、实现组织目标的目的,同时为组织的发展提供人力资源储备。医院要生存、发展,就必须重视对护理人员的管理。

四、护理人力资源管理的内容

人力资源管理是由组织的人力资源部门和基层主管人员分工合作、共同完成的,各自担负的职责不同。例如,医院护理人力资源是由人力资源部或人事处(科)和护理部、护士长分工合作共同完成。具体来说,人力资源管理主要包括以下具体内容和工作任务。

1.制订人力资源规划和计划　根据组织的发展战略和经营计划,评估组织的人力资源现状及发展趋势,收集和分析人力资源供给与需求方面的信息和资料,预测人力资源供给和需求的发展趋势,制订人力资源招聘、调配、培训、开发及发展计划等政策和措施。

2.人力资源成本会计工作　人力资源管理部门应与财务等部门合作,建立人力资源会计体系,开展人力资源投入成本与产出效益的核算工作。人力资源会计工作不仅可以改进人力资源管理工作本身,而且可以为决策部门提供准确和量化的依据。

3.岗位分析和工作设计　对组织中的各个工作和岗位进行分析,确定每一个工作和岗位对员工的具体要求,包括技术及种类、范围和熟悉程度,学习、工作与生活经验,身体健康状况,工作的责任、权利与义务等方面的情况。这种具体要求必须形成书面材料,即工作岗位职责说明书,它既是招聘工作的依据,也是对员工的工作表现进行评价的标准,还是进行员工培训、调配、晋升等工作的根据。

4.人力资源的招聘与选拔 根据组织内的岗位需要及工作岗位职责说明书,利用各种方法和手段(如接受推荐、刊登广告、举办人才交流会、到职业介绍所登记等从组织内部或外部吸引应聘人员),并且经过资格审查(如接受教育程度、工作经历、年龄、健康状况等方面的审查),从应聘人员中初选出一定数量的候选人,再经过严格的考试(如笔试、面试、评价中心、情景模拟等方法)进行筛选,确定最后录用人选。人力资源的选拔,应遵循平等就业、双向选择、择优录用等原则。

5.雇佣管理与劳资关系 员工一旦被组织聘用,就与组织形成了一种雇佣与被雇佣的、相互依存的劳资关系,为了保护双方的合法权益,有必要就员工的工资、福利、工作条件和环境等事宜达成一定协议,签订劳动合同。

6.岗前教育、培训和发展 任何应聘者进入一个组织(主要指企业)的新员工,都必须接受岗前教育,这是帮助新员工了解和适应组织、接受组织文化的有效手段。教育的主要内容包括组织的历史发展状况和未来发展规划、职业道德和组织纪律、劳动安全卫生、社会保障和质量管理知识与要求、岗位职责、员工权益及工资福利状况等。为了提高广大员工的工作能力和技能,有必要开展富有针对性的岗位技能培训。对于管理人员,尤其是对即将晋升者,有必要开展提高性的培训和教育,目的是促使他们尽快具有在更高一级职位上工作的全面知识、熟练技能、管理技巧和应变能力。

7.工作绩效考核 工作绩效考核就是对照工作岗位职责说明书和工作任务,对员工的业务能力、工作表现及工作态度等进行评价,并给予量化处理的过程。这种评价可以是自我总结式,也可以是他评式,或者是综合评价。考核结果是员工晋升、接受奖惩、发放工资、接受培训等的有效依据,有利于调动员工的积极性和创造性,检查和改进人力资源管理工作。

8.帮助员工的职业生涯发展 人力资源管理部门和管理人员有责任鼓励和关心员工的个人发展,帮助其制订个人发展计划,并及时进行监督和考察。这样做有利于促进组织的发展,使员工有归属感,进而激发其工作积极性和创造性,提高组织效益。人力资源管理部门在帮助员工制订其个人发展计划时,有必要考虑它与组织发展计划的协调性或一致性。只有这样,人力资源管理部门才能对员工实施有效的帮助和指导,促使个人发展计划的顺利实施并取得成效。

9.员工工资报酬与福利保障设计 合理、科学的工资报酬福利体系关系到组织中员工队伍的稳定与否。人力资源管理部门要从员工的资历、职级、岗位及实际表现和工作成绩等方面,来为员工制订相应的、具有吸引力的工资报酬福利标准和制度。工资报酬应随着员工的工作职务升降、工作岗位的变换、工作表现的好坏与工作成绩进行相应的调整,不能只升不降。员工福利是社会和组织保障的一部分,是工资报酬的补充或延续,主要包括政府规定的退休金或养老保险、医疗保险、失业保险、工伤保险、节假日,并且为了保障员工的工作安全、卫生,为其提供必要的安全培训教育、良好的劳动工作条件等。

10.保管员工档案 人力资源管理部门有责任保管员工入职时的简历以及入职后关于工作主动性、工作表现、工作成绩、工资报酬、职务升降、奖惩、接受培训和教育等方面的书面记录材料。

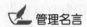管理名言

用人不在于如何减少人的短处,而在于如何发挥人的长处。

——彼得·德鲁克

五、护理人力资源管理的基本原则

1.职务要求明确原则　对设置的职务及相应的职责应有明确要求。若不明确,则使人员不能了解特定职务的重要性和任务,影响工作效果,同时也无法有目的地培训人员并依据标准考核人员。因而各级护理和临床护理,应有条文规定的岗位职责,如护理部主任及各级护士长职责、各班护士职责等。

2.责权利一致原则　为达到工作目标,应使人员的职责、权力和利益(物质和精神上的待遇)相一致。权力能使工作人员有效地担当所负的责任,相应的利益可调动积极性,履行自己的职责,促使人员认定目标,竭尽全力完成组织赋予的使命。

3.公平竞争原则　对组织内外人员一视同仁的公平竞争,才能得到合适的人选。在选拔人才、考核聘用、利益分配、奖励、推荐进修、晋升职称等环节都要遵循公平的原则,否则会严重挫伤人员的积极性。

4.用人之长原则　知人善任、用人所长、扬长避短,才能充分发挥人员的才能,取得最佳效果,获得最大效益。

5.系统管理原则　将人员的选拔、使用、考评和培训作为紧密联系的整体,在使用中加强培训与考评。

学习任务 5.2　护理人员的配备与使用

护理人员配备即护理人员编配,是护理人力资源管理的重要内容,是为各护理岗位提供合理数量与质量的护理人员,使护理人员和护理服务活动相匹配,以满足病人护理需求的过程。合理有效地配备与使用护理人员,能保证护理工作的正常实施,实现为病人提供高质量护理服务的目标。

一、护理人员编配的原则

1.满足护理需要的原则　医院的服务目标是"一切为了病人",以病人为中心的服务宗旨,那么所配置护理人员的数量、结构(年龄、学历、职称)等应满足病人的护理需要,即有利于护理目标的实现。

各级医院的情况不同,对所需求的护理人员数量、类别、技能等要求也不尽相同,但总体目标

均是"一切为了病人",因此在护理人员编配上应结合医院的类型、等级、规模(病床数)、科室设置、仪器设备、建筑布局、护理工作量等实际情况进行综合考虑。例如,有的医院重危病人多,ICU、CCU护理工作任务较繁重,整体护理的开展需要的护理人员也相对增多。因此,在制订护理人员编配时,应以满足护理功能需要为原则,否则护士在超负荷的情况下,势必难以保证护理质量。

2.合理结构的原则 我国医院分级管理标准规定,二级、三级医院护理人员占卫生技术人员总数的50%,医师与护理人员之比为1∶2,病房床位与护理人员之比为1∶0.4。护理人员编配不仅要考虑数量,而且要考虑人员群体的结构比例,要设置合理,包括护理人员的分类比例和质量比例。从事行政管理、教学科研、临床护理人员数量中所占的比例为分类比例;护理人员所具有的不同学历和专业职务所占的比例为质量比例。

通常,普通病房从事基层护理技术操作的以初级职称的青年人员比例较大,特殊科室如急诊科、ICU等科室以较高学历、临床护理经验丰富、专科知识与实践能力较强的人员比例较大,呈高中低(学历、职务、年龄)三角形梯队,向橄榄形比例发展,以保证护理服务质量和护理人员对工作的满意度。

3.优化组合的原则 对于不同层次结构的护理人员,在编制管理上要进行人才组织结构优化,配置合理,人尽其才,才尽其用,充分发挥个人潜能,做到优势互补,以最小的投入达到最大效益,发挥人力资源的经济效能。

4.经济效能的原则 医院管理体制的改革和自身发展,要求护理管理者对人力、物力、财力、时间、信息等资源进行有效核算、监测和控制,因而编设和使用护理人员时,应在保证优质、高效的基础上减少人力成本的投入。

5.动态调整的原则 随着护理专业的发展,服务对象的变化,以及医院在体制、制度、机构等方面的不断变革,人员编制方面也要适应发展的需要,不断进行动态调整。护理管理者要有预见能力,重视和落实在编人员的继续教育,在人事工作上行使对护理人员的筛选、调配、选用、培养的权利,使护理人员素质适应社会需要,发挥选拔、培养、考核的职能;使护理人员能出能进、能上能下、合理流动,不断进行动态调整;使护理管理者具有一定的人事自主权,能够做到动态发展的管理。

6.人才管理的原则 不同人才用于不同岗位,选择合适的人员去担任所规定的各项任务,做到人员的资历、能力、思想品德与所担负的工作职务相适应。

二、影响护理人员编配的因素

1.工作量和工作质量 工作量和工作质量是影响护理人员编配的主要因素。工作量主要受床位数、床位使用率、床位周转率、门急诊患者就诊率、手术开展率等因素影响;工作质量与护理业务广度和技术难度有关,不同类型与级别的医院、不同护理方式(如功能制度或整体护理)、不同护理级别病人所要求的护理质量标准也不同。整体护理病区的建立、专科特色的发展和新的诊断治疗仪器设备的使用,对护理人员的数量和质量提出了更高的要求。

2.人员素质 人员数量的多少与人员的素质密切相关,使用技术、品德、心理素质较高的护理人员,编配可以少而精,有利于提高工作质量和效率;若编配的护理人员素质差、能力低,不仅需要的人数多,而且影响工作质量和效率。

3.人员比例和管理水平　医院内各类人员的比例、护理系统的管理水平以及与医院行政、医技、后勤等部门的相互协调,直接影响护理工作的效果和对护理人员的编设。管理水平包括护理指挥系统和其他相关部门的管理水平。护理指挥系统能科学地组织、使用人力资源,激励护理人员的积极性,并有效地协调好各部门间的关系,节省人力并提高效率。

4.工作条件　不同地区、不同自然条件的医院,需要的人力有所不同。工作条件包括医院的建筑、布局、配备、自动化设备和后勤供应等条件。如后勤供应及时则较能节省人力,提高工作效率。

5.政策法规　目前,我国实行双休日,规定的公休假有节假日、休假、产假、病事假等十几种。现每年护士各种假高达150多天,且护理人员几乎清一色为女同志,如产假及哺育期的延长也会影响护理人员的编设。

6.社会因素　医院在社会中的地位、医疗保险制度和护理对象的经济状况、社会背景、文化层次、年龄特征等,都会影响护理人员的编设。此外,自然条件影响发病率,不同地区人们的风俗习惯等也对人员的编配有一定的影响。总之,随着社会的不断发展,还会产生新的影响因素,在进行护理人员编配时,应综合考虑多方面的影响因素。

三、护理人员编配的计算方法

1.按国家卫生健康委员会《医院分级管理标准》　1989年原卫生部《医院分级管理办法(试行草案)》和《综合医院分级管理标准(试行草案)》中,提出了各级医院人员编配的标准(表5-1)。

表5-1　各级医院人员编配基本标准

项　目	标　准		
	一级医院	二级医院	三级医院
总人员编制(床:职工)	1:1~1.4	1:1.4	1:1.6
卫生技术人员比例(%)	80	75	72~75
护理人员占卫技人员比例(%)	38	50	50
医师(含医士)与护理人员之比	1:1	1:2	1:2
病床与病区护理人员之比	—	≥1:0.4	≥1:0.4
护师以上职称人员比例(占护理人员总数)(%)	≥10	≥20	≥30
护理员占护理人员总数(%)	≤33	≤25	≤20

【例1】某市新建一所三级医院,预设病床数1 000张,根据《医院分级管理标准》,请计算该院工作人员应编配多少名? 护理人员应最多编配多少名? 护师以上职称应编配多少名?

问题1:根据《医院分级管理标准》,三级医院工作人员总编配(床:职工)为1:1.6,应编工作人员数=1 000×1.6=1 600(名)。

问题2:根据《医院分级管理标准》,卫生技术人员占工作人员总编配的72%~75%,护理人员占卫技人员的50%,最多应编护理人员数=1 600×75%×50%=600(名)。

问题3:根据《医院分级管理标准》,护师以上职称人员比例(占护理人员总数)≥30%,应编护师人数=600×30%=180(名)。

2.按国务院《护士条例》和原卫生部《医院管理评价指南(2008年版)》计算法 2008年1月31日国务院颁布的《护士条例》,对我国护士编配做出了明确规定。《护士条例》第二十条、二十八条规定:"医疗卫生机构配备护士的数量不得低于国务院卫生主管部门规定的护士配备标准。""违反本条例规定,护士的配备数量低于国务院卫生主管部门规定的护士配备标准的,责令限期改正,给予警告;逾期不改正的,依法给予处分。"原卫生部《医院管理评价指南(2008年版)》重点适用于三级综合医院,指南中规定:病房护士与床位比至少达到0.4:1,重症监护室护士与床位比达到(2.5~3):1,医院护士总数至少达到卫生技术人员的50%,有条件的医院可进一步提高上述比例。

3.按原卫生部《编制原则》计算法 根据原卫生部1978年颁布的《综合医院组织编制原则试行草案》(以下简称《编制原则》),对我国综合医院的组织机构及人员编制做出了明确规定。

(1)医院人员总编配 根据医院规模和所担负的任务,按照医院床位与工作人员之比分为三类:①300张床位以下的医院,按1:1.30~1:1.40计算;②300~500张床位的医院,按1:1.40~1:1.50计算;③500张床位以上的医院,按1:1.60~1:1.70计算。

(2)医院各类人员比例(表5-2)。

表5-2　医院各类人员比例

卫生技术人员	其中						行政管理人员	工勤人员
	医师	护理人员	药剂人员	检验人员	放射人员	其他医技人员		
70%~72%	25%	50%	8%	4.6%	4.4%	8%	8%~10%	18%~22%

(3)病区护理人员编配 护理人员包括护士(含护师)和护理员,护士和护理员之比以3:1为宜,每名护理人员担当的病床工作量见表5-3。病区护理人员担当的工作量不包括发药和治疗工作在内,发药及治疗工作每40~50床位还需配备护士3~4名,每6名护理人员(助产士)另增加替班1名。

表5-3　每名护理人员承担的床位数

科　别	每名护理人员承担的床位数		
	白班	小夜班	大夜班
内外科、妇产科、传染科、眼、耳鼻喉、口腔科、皮肤科、中医科、小儿科	12~14	18~22	34~36
	14~16	24~26	38~42
	8~10	14~16	24~26

【例2】某新建医院内科病区将设置病床 45 张,根据国家卫生健康委员会编制原则,请计算应配备护理人员多少名?(给药及治疗工作按 4 名护士计算)

步骤 1:根据《编制原则》,内科病区每名护理人员承担的床位数计算标准,该科分管床位的护理人员应为:

最多护士数 $=\dfrac{45}{12}+\dfrac{45}{18}+\dfrac{45}{34}\approx7.57$(名);最少护士数 $=\dfrac{45}{14}+\dfrac{45}{22}+\dfrac{45}{36}\approx6.51$(名)。

步骤 2:除分管床位的护理人员外,给药护士及治疗护士应加 4 名,则:

最多护士数 $=7.57+4\approx11.57$(名);最少护士数 $=6.51+4\approx10.51$(名)。

步骤 3:根据《编制原则》,每 6 名护理人员应增加替班 1 名,则该病区实际护理人员数应为:

最多护士数 $=11.57+\dfrac{11.57}{6}\approx13.50$(名);最少护士数 $=10.51+\dfrac{10.57}{6}\approx12.26$(名)。

结论:该内科病区实际应配备的护理人数为 12~14 名。

(4)非病区护理人员编配　门诊护理人员与门诊医师之比为 1:2;急诊室护理人员与医院总床位之比为(1~1.5):100;急诊观察室护理人员与观察床之比为 1:(2~3);注射室护理人员与病床之比为(1.2~1.4):100;住院处护理人员与病床之比为(1~1.2):100;婴儿室护理人员与婴儿床之比为 1:(3~6);供应室护理人员与病床之比为(2~2.5):100;手术室护理人员与手术台之比为(2~3):1;助产士与妇产科病床之比为 1:(8~10)。以上各部门每 6 名护理人员(助产士)另增加替班 1 名。

(5)护理管理人员编配　见我国卫生组织系统与护理组织系统相关内容。

4.按实际工作量计算法　根据分级护理的要求,计算每名病人直接、间接护理的平均时数确定实际工作量来计算护士编配。

【例3】某医院外科病区现有病人 50 人,其中一级护理人数 20 人,二级护理人数 20 人,三级护理人数 10 人,该病房护理工时测算结果为一级护理时数为 4.5 小时,二级护理时数为 2.5 小时,三级护理时数为 0.5 小时;间接护理时间为 13.3 小时,机动护士数为 20%。

计算公式:

$$应编护士数=\dfrac{各级护理所需时间总和}{每名护士每天工作时间}\times(1+机动数)$$

公式中:各级护理所需时间总和为按分级护理要求测得的直接护理所需时间与间接护理时间(指会议、交班、书写记录等所耗费的时间)相加;每名护士每天工作时间按 8 小时计;机动数为全年因正常休假、产假、各种护士不在位情况下所减少的人员百分比,通常按 17%~25% 计算。

$$应编护士数=\dfrac{4.5\times20+2.5\times20+0.5\times10+13.3}{8}\times(1\times20\%)\approx24(名)$$

【例4】例 3 中,若该病区编制床位数为 43 张,请计算该病区应编配护理人员多少名?(机动数按 25% 计算)

$$床位使用率=\dfrac{40}{43}\times100\%=93\%$$

$$平均护理时数=\dfrac{4.5\times12+2.5\times16+0.5\times12+13.3}{40}=2.83(小时)=170(分钟)$$

$$应编护士数 = \frac{43 \times 93\% \times 170(分)}{480(分)} \times (1 + 25\%) = 17.70(名)$$

四、护理人员的分工

(一)按行政职务分工

按护理人员所承担的行政管理职务划分,包括专职护理副院长、护理部正副主任(总护士长)、科护士长、护士长,国家对各职务职责范围进行了明确的规定。

(二)按技术职务分工

从技术管理的角度,根据掌握技术水平的高低,将护理人员划分出不同的技术系列。我国的护理技术职务有主任护师、副主任护师、主管护师、护师、护士,中央职称改革工作领导小组制订的《卫生技术人员职务试行条例》(职改字〔1986〕20号)对各技术职务岗位职责和任职基本条件进行了明确的规定。

(三)按护理工作模式分工

护理工作模式是指为了满足病人的护理要求,提高护理工作质量和效率,根据护理人员的工作能力、数量,从而设计出的各种工作分配方式。我国的护理工作模式有以下五种,采用过程中应考虑本单位的医疗要求、人员条件、经费等具体情况,并不断发展出自己的特色。

1.**个案护理** 个案护理也称特别护理或专人护理,是由一名护理人员在其当班期间承担一名病人所需要的全部护理。其组织形式是一对一的关系,常用于病情复杂、严重、变化快、护理需求量大、需24小时监护和照顾的病人,如入住ICU、CCU病房、多器官功能障碍、器官移植、大手术后或危重抢救病人。优点:①护士及时、全面观察病人的病情变化,实施全面、细致、高质量的护理服务;②有利于增加护士与病人直接沟通的机会,及时解决病人身心方面的问题;③护士职责、任务明确,责任心增强;④有利于培养护士发现问题、解决问题的能力。缺点:①由于护士轮换,对病人的护理缺乏连续性;②所需人力较大,成本高。

2.**功能制护理** 功能制护理是以工作为中心的护理方式,护士长按照护理工作的内容分配护理人员,每1~2名护士负责其中一个特定任务,如主班、治疗班、护理班、大小夜班等,各班护士相互配合共同完成病人所需要的全部护理。优点:①有利于节省人力、经费、设备、时间,尤其在护理人员不足的情况下,护士长便于组织工作;②有利于提高护理技能操作的熟练程度,工作效率较高;③任务明确,便于按护士的能力分工。缺点:①分工太细,缺乏对病人护理的整体性和连贯性;②护患之间缺乏沟通和理解,易发生冲突;③护理工作被视为机械性和重复性的劳动,护理人员容易产生疲劳、厌烦情绪,不能发挥主动性和创造性,工作满意度降低。

3.**小组护理** 小组护理是将护理人员分成若干小组,每组由一位管理能力和业务能力较强的护理人员任组长,在组长的策划和组员的参与下,提供给一组病人的护理服务。小组成员一般3~5名,由主管护师、护师、护士、助理护士组成,负责10~15位病人的护理,成员之间相互合作,共同按护理计划对本组病人实施护理,并评价护理效果。优点:①便于小组成员协调合作,相互沟通,工作气氛好;②护理工作有计划、有评价,病人得到较全面的护理;③小组成员优势互补,充分发挥各成员的能力、经验与特长,工作满意度较高。缺点:①需较多的人力和设备;②护理工作责任到组不到人,护理人员的责任感相对减弱;③对病人的护理由小组成员共同完成,没有一名固定护士负责,病人缺乏归属感。

4.责任制护理　责任制护理是在生物-心理-社会医学模式影响下产生的一种护理工作模式,强调以病人为中心,由责任护士按护理程序的工作方法,对所管病人从入院到出院提供连续、全面、系统的整体护理。每名护士负责3~6位病人的护理,要求责任护士8小时上班,24小时负责,当责任护士不在班时,由辅助护士代为负责。优点:①病人获得整体的、相对连续的护理,安全感与所属感增加;②护士工作的独立性增强,可充分运用专业知识发现和解决病人生理、心理、社会等方面的护理问题;③护士的责任感、求知感和成就感增加,工作兴趣和满意度增加;④与病人、家属及其他医务人员的沟通加强,合作性增加。缺点:①对责任护士的业务知识和技能水平要求高,需接受专业培训;②所需人力、物力多,费用较高,也常受人员编配、素质等方面的限制。

将责任制护理和小组护理结合起来,是近年来发展的一种护理方式。将一组护士,根据不同层次护理人员的工作能力、技术水平,负责不同数量、不同病情轻重的病人,责任到人,明确分工,进行整体护理。这种小组式责任制护理工作方式是目前创建优质护理服务示范医院活动中所倡导的。

5.整体护理　整体护理是以病人和人的健康为中心,以现代护理观为指导,以护理程序为核心,为护理对象提供生理、心理、社会、精神、文化等全方位的最佳护理,并将临床护理和护理管理各环节系统化的工作模式。我国于20世纪80年代末开始探索,目前已形成比较成熟的体系,包括护理哲理、护士职责与评价、标准护理计划、病人教育计划、各种护理文书书写等,以护理程序为框架,环环相扣,协调一致,以确保护理服务水平的全面提高与维持。优点:①护理工作评价标准和护理人员职责管理更加规范化、具体化;②更加注重人的整体性,病人可得到全方位的护理服务及健康照护;③健全了医院的支持系统,使护理人员从大量非专业性工作中解脱出来,且护理记录书写简单、方便,护理病人时间增加。缺点:①护理人员的需求量大,常受人员编配、素质等方面的限制;②护理人员业务知识和技能水平要求高,工作节奏加快,工作压力较大。

6.临床路径　临床路径是指医疗机构里的一组成员,包括医生、护士、医技人员、辅助人员等,共同针对某一病种的诊断和手术,从入院到出院制定最佳的、有准确时间要求的、有严格工作顺序的整体诊疗照顾计划,并通过多个专业人员合作,使病人得到最恰当的诊疗护理过程,以减少康复的延迟和资源的浪费,使服务对象得到最佳的医疗和护理服务。临床路径在国外(如美国、加拿大、新加坡等)医疗机构使用较为普遍,我国近年来一些发展较快的医院也在逐渐探索,由于要求高,这种模式的推广还需要一段时间。目前主要适用于诊断明确、预后相对确定、病情相对单纯的常见病、多发病的治疗护理,对于诊断不明确、病情复杂、并发症多、治疗护理结果难以预料等情况,不适合采用此法。

五、护理人员的排班

排班是基层护理管理者的一项经常性工作。由于护理工作具有24小时不间断的特点,需护理人员轮流在不同的时间上班,护士长应根据护理工作任务、内容、程序、人力和时间等影响因素全盘考虑,做出系统、科学的安排,以确保病人安全和护理工作的优质、高效、连续性和整体性。

（一）排班的基本原则

1.以病人需要为中心,确保24小时连续护理 按照护理工作24小时不间断的特点,合理安排各班次,保证相互衔接,尽量使医疗、护理、清洁工及后勤人员的工作互不干扰重叠,提高工作效率。

2.掌握工作规律,保持各班工作量均衡 护士的工作量以白天多、夜晚少、工作日多、节假日少为特征,应根据病人需要护士的时间规律合理安排人力,保持各班工作量均衡,必要时适当调配。

3.人员结构合理,确保病人安全 排班时应根据病人情况,结合护理人员的数量、知识技能水平等进行有效组合,做到新老搭配、优势互补,消除排班的薄弱环节,保证病人安全,防范护理纠纷。

4.保持公平原则,适当照顾人员的特殊需求 排班时,应以一视同仁的态度爱护、体谅所有护理人员,使护理人员产生公平感和满意感。

5.有效运用人力资源,充分发挥个人专长 通过按职上岗,将护理人员的专长、优势与病人的护理需要相结合,提高工作成就感,增加病人及其家属的安全感和信任感,提高满意度。

（二）排班的类型

依照排班权力的归属,将排班的类型分为三种。

1.集权式排班 由护理部或科护士长负责所有单位护理人员的排班。随着计算机的临床应用,也可由电脑负责操作,优点:排班者掌握全部护理人力,可依各部门工作需要,灵活调配合适人员。缺点:由于不能真正了解各单位的需求,照顾护理人员的个别需要也不够,集权式排班会降低护理人员满意度。

2.分权式排班 排班者为护理单位护士长,可依自己的实际护理需要和工作人员个人意愿排班,是目前最常用的排班方式。优点:管理者能充分了解本部门的人力需求状况,进行有效安排,也能照顾护理人员的个别需要。缺点:受病区护士长职责范围的限制,无法调派其他病区的人力,且排班花费的时间较长。

3.自我排班 由护理人员自我协调排班,个人可自行选择自己想上的班,以激励护理人员的自主性,提高工作满意度。在采用自我排班法前应先拟订排班原则,集体讨论排班方案,试行后不断修改、完善排班方案。优点:①提高护理人员的积极性和自主性;②促进团体凝聚力;③促进护士长与护理人员关系融洽;④护理人员调班减少;⑤护士长节省排班时间。缺点:与分权式排班类似。

（三）影响排班的因素

根据排班的原则,做到科学合理、公正、有弹性的排班很不容易,在实施中不能忽视影响排班的若干因素。

1.医院政策 排班与人员编设数量、群体结构等情况有密切关系,受医院相关政策影响。编制人数与群体结构合理则排班顺利,若人力不足或新成员多则不易搭配。有的医院为缩减开支,轻视护理,首先压缩护理人员编制;而有的医院以服务患者为主要方针,按护理量需要进行人员编排,以保证护理质量。

2.护理人员素质 护理人员的教育层次、工作能力、临床经验、心理素质、心理和身体状况均是排班时需考虑的因素。

3.护理分工方式 不同的护理分工方式,人力需求和排班方法也不同。个案及责任制护理需用人多,功能制护理则节省人力。

4.部门的特殊需求 如监护病房、手术室、门诊、急诊等不同护理单元,各有其工作的特殊性,人员需求量和排班方法也与普通病区不同。

5.工作时段特点 每天 24 小时的护理工作量不同,白班工作负荷最重,小夜班、大夜班依次减轻,人员安排也由多到少。

6.排班方法 各医院因机构、政策、人力配备、工作目标和管理方式不同,排班的方法也不同。

(四)排班的方法

在护理实践,排班的方法多种多样,没有固定的模式,各医院可根据自身政策、采用的护理方式、护理人员的数量与素质、各部门病人的特点及护理工作量等灵活安排。

1.每日三班制排法 使用广泛,即将一日的 24 小时分为三个基本班次,按照早班、小夜班、大夜班等进行安排,每班工作 8 小时,一般由 7~8 名护士进行轮班,人员多时可增加白班的力量。设定固定的排班模式,每个护理人员都熟悉排班规律和休假时间,既利于相互之间的合作与配合,又便于安排个人生活。优点:人员均有公平而预知的休假时间,上班人力固定,班次与时间变化少,减少排班所花费的时间。

(1)单人三班制 每班只安排 1 名护士,早、晚配备帮班,适当安排白班,责任护士与早班、小夜班及大夜班护士之间进行病人、病情及物品交接,主要适用于病人数量和危重程度变化不大、夜班工作量较少的病区。优点:①上班与休息时间集中;②夜班轮换少;③节约人力。缺点:①夜间病区有紧急情况或工作量大时,仅 1 名护士顾及不周;②夜班工作时间长,护士较疲劳。

(2)双人三班制 每班安排 2 名护士,适当安排白班,责任护士和早班、夜班之间进行病人、病情及物品交接,主要适用于危重病人多、护理工作量大、专科性强(如心血管内科、神经内科、脑外科等)的病区。优点:①24 小时均有 2 名护士值班,且保证大、小夜班护理工作量较大或抢救病人时有 2 名护士相互分工与协作;②新老护士搭配上班,有利于新护士的成长;③夜班有 4 小时休息时间,护士乐于接受。缺点:需要的人力多。

2.每日二班制排班法 将一日的 24 小时分为两个基本班次,按白班、夜班排班,每班安排 1 名或多名护士,工作 12 小时,同时上下班,由 6~8 名护士进行轮换,必要时增加白班人数,白班与夜班之间进行病人、病情及物品交接。同样设定固定的排班模式,既利于相互之间的合作与配合,又便于安排个人生活,主要适用于产房、手术室及眼科等小病区。优点:①上班与休息时间集中,便于路途较远的护士上下班,也便于护士参加学习;②节约人力。缺点:连续工作时间过长,易出现精力不充沛的现象。

学习任务 5.3　护理人员的招聘、培训与绩效考核

一、护理人员的招聘

护理人员的招聘是指采取科学有效的方法,吸引足够数量具备资格的个人并鼓励其申请到相匹配的护理岗位工作的过程。其中,护理人力资源规划、护理工作分析是实施招聘的前提和基础,录用到适合职位需求的护理人员是招聘的目的和结果。

(一)制订护理人力资源计划

制订计划时应考虑组织目前的状况、下一步的目标及如何实现目标,以此来预测目前人力资源的短缺人数及类型,制订具体招聘计划。另外,还需对拟招聘的职位进行护理工作分析,以确定该工作的任务和性质,以及应寻找具备何种资格的人来承担这项工作。

(二)招聘程序

从广义上讲,人员招聘程序包括招聘准备、招聘实施和招聘评估;狭义的招聘程序即指招聘的实施阶段,主要包括招募、甄选、录用三个步骤。以下就狭义的招聘程序进行介绍。

1.招募阶段　招募的目的在于吸引更多的人来应聘,使组织有更大的人员选择余地,以获得较多具有合适资格的人选。常用的招募途径有:①发布招聘广告,通过报纸、杂志、电视、电台、网络等形式宣传;②工作人员推荐;③直接到护理学校招聘。其中,发布招聘广告最为常用。

2.甄选阶段　甄选阶段是整个招聘工作中关键的一环,包括:①申请者资格筛选,筛选的内容有申请者学历证书、专业资格证书、学习情况、特长、知识技能水平、工作经历、获奖情况、就业期望等;②招聘考核,包括理论考试和技能考核,即护理基础知识和基本技能;③招聘面试;④其他测试,常见的是心理测试。

3.录用阶段　录用阶段包括:①体检;②背景调查,调查提供的材料及职业背景的真实性,如毕业证、学位证的真实性,任职资格证书的有效性,工作经验、技能和业绩等的真实性;③试用,试用期一般为 2 周到 3 个月不等,经试用不符合录用条件者,可予辞退;④录用决策,即做出录用与否的决定;⑤签订录用合同。

护理人员招聘活动的最后步骤是评价,为下次招聘提供经验教训。评估的内容可以是招聘程序,也可以是录用者的技能及工作效率等,既包括数量、质量评估,也包括成本效益评估及整改措施研究。

二、护理人员的培训

护理人员培训是通过对护理人员的工作指导、教育和业务技能训练,使护理人员在职业态度、知识水平、业务技能和工作能力等方面得到不断提高和发展的过程。现代医院的竞争就是人才的竞争,护理人员的培训是促进护理人才成长的重要途径,是优化组织护理人力资源结构的有

效措施,也是降低护理人员流失率的有效途径。

(一)培训目的

1.帮助护理人员了解医院文化和护理工作的宗旨、价值观和发展目标,增进护理人员对组织的认同感和归属感。

2.帮助护理人员提高知识、智慧、技术和能力,从而能够按照工作岗位的要求完成所承担或将要承担的工作和任务,达到人事和谐,为病人提供安全有效的护理服务。

3.帮助护理人员适应新的工作模式,进行新业务、新技术的开展,以及新仪器的使用,满足社会和科学技术发展的需要,提高工作效率,增强组织的竞争力。

4.帮助护理人员提高职业技能和职业素养,增强对自身和工作的信心,激发工作热情,充分挖掘人的潜能,实现自我完善。

(二)培训原则

1.当前需要与长远需要相结合　培训的计划和目标,不仅要满足当前护理工作的需要,还要根据护理专业的发展趋势,结合本部门的长远规划合理安排。

2.专业培训与组织文化培训相结合　培训内容既要注重与护理岗位职责衔接的专业知识与技能,提高护理人员专业素质;还应包括护理哲理、价值观念、道德规范、组织形象等组织文化的内容,帮助护理人员在提高专业素质的同时,完成与组织文化相适宜的社会化转变。

3.“三基”培训与专科护理培训相结合　“三基”即基本知识、基本理论、基本技能,是护理人员必备的基本功。抓好“三基”训练是实现基础理论向临床实践过渡的重要环节,也是培养高质量护理人才的基础。在强化“三基”培训的同时,应有目的、有计划地安排专科理论和技能培训,以发展专科护理人才。

4.重点培训和普遍培训相结合　组织中的每一位护理人员都有接受培训和教育的权利,在制订培训计划时,既要注意对对组织发展影响大的骨干进行培训,又不要忽略护理队伍整体素质的提高,做到全员培训。

(三)培训形式

1.岗前培训　岗前培训又称新员工导向培训,包括新护士的岗前培训和转岗护士岗前培训两类。通过培训使员工尽快熟悉组织,尽快适应环境和岗位。

2.在职培训　在职培训是护理人员在不脱离工作岗位的情况下,不占用或很少占用工作时间的一种边工作、边学习的培训形式。常见的有“以老带新”的导师制,即由高年资护士向低年资护士传授知识和技能以及施加职业道德影响等。目前,也有不少护士通过这种方式提高学历,包括参加自学考试和各类成人教育。

3.脱产培训　脱产培训是护理人员保留工职、集中时间离开工作岗位,去专门从事知识和技能学习的一种较正规的人员培训形式,包括参加全脱产培训班、进修学习和挂职锻炼等,受训者一般为根据本院护理工作需要选派出的有培养前途的护理骨干。这种培训针对性强,受训者收获大,从长远观点看对医院有利。由于人员、条件、财力等因素的影响,脱产培训会使受训者在数量上受到一定限制。

(四)培训方法

1.讲授法　讲授法是最常用的一种培训方法,医院内经常举办的各种学术讲座、学术会议以及大部分护理人员的继续教育常采用此法。

2.演示法 演示法是最直观的一种培训方法,护理部经常举行的各种技能操作演示、竞赛常采用此法,如六步洗手法演示、多功能呼吸机的使用演示等。

3.医院科室轮转 有计划地安排护理人员分期分批在内、外、妇、儿等主要科室轮转,以便综合、全面地掌握各专科护理的知识和技能,扩大知识面。

4.案例分析法 临床护理人员培训常采用此法,如临床病例讨论、护理案例分析、护理教学查房等。

5.其他培训方法 如角色扮演、视听和多媒体教学法等。同时,计算机网络技术的发展、远程教育手段等新教育技术也为护理人员的培训提供了更加广阔的前景。

(五)培训内容

1.新护士的岗前培训 培训内容主要包括两个方面。

(1)公共部分 由护理部制订培训计划并组织实施,培训期一般1~2周。包括医院简介、医院环境、医院组织体系、有关规章制度、职业道德、护士仪表与行为规范、有关法律法规及护理纠纷的防范、基本护理技术、急救技术(如心肺复苏)、院内感染预防、护理文书书写等,有些医院还组织新护士的授帽仪式。

(2)专科部分 由各临床科室分别制订计划并逐项落实,普通科室为3~4周,ICU、CCU、急诊科一般为6~8周。包括熟悉本科室环境、人员结构、各类人员职责、各班工作要求、质量控制标准等,以及本科室常见病、常见急症的主要临床表现、治疗(救治)原则及护理措施、主要专科检查和特殊诊疗技术的临床应用及主要护理措施(如各种造影检查、心电监护、呼吸机的应用)等。

2.临床护士的规范化培训 按照接受专业教育的层次不同,培训时间也不同。培训内容主要包括政治思想、职业素质、医德医风、临床操作技能、专业理论知识、外语等。

(1)本科毕业生 培训期1年。主要是轮回参加本学科各主要科室的临床护理工作,进行临床护理操作技能和有关专业理论知识培训,具备独立运用护理程序为病人实施整体护理的能力。

(2)专科毕业生 培训期3年。第1年轮回参加本学科各主要科室的临床护理工作,着重进行护理基本操作技能训练,同时参加有关专业理论知识的培训。第2~3年,深入学习和掌握本专业理论知识和临床操作技能,按照护理程序为病人实施整体护理。

(3)中专毕业生 培训期5年。第1年轮回参加本学科各主要科室的临床护理工作,进行各项基本护理技术操作训练,巩固在校期间学习的基础理论知识,达到国家执业护士的合格标准。第2~3年,进行各项基础护理技术操作和部分临床专科护理技能操作训练,学习有关专业知识。第4~5年,深入学习和掌握本专业理论知识和操作技能,运用护理程序为病人实施整体护理,适时进行外语培训。

3.继续护理学教育 继续护理学教育是护理人员完成规范化培训之后,以学习新理论、新知识、新技术和新方法为主的一种终身性护理教育。教育形式灵活多样,主要有学术会议、专题讲座、疑难病例护理讨论、技术操作示教、发表论文或著作、网络学习等,一般以短期和业余学习为主。

(1)学分授予 依据《继续医学教育学分授予试行办法》,继续护理学教育实行学分制,分为Ⅰ类学分和Ⅱ类学分。①Ⅰ类学分项目:国家国家卫生健康委员会审批认可的国家教育项目;

省、市审批认可的继续教育项目;国家卫生健康委员会继续教育委员会专项备案的继续教育项目。②Ⅱ类学分项目:自学项目;其他形式的继续教育项目。

(2)学分制管理　护理人员每年参加经认可的继续教育活动不得少于25学分,其中Ⅰ类学分须达到3~10学分,Ⅱ类学分须达到15~22学分。护理人员在任期内,每年必须按规定修满继续教育的最低学分才能再次注册、聘任及晋升高一级专业技术职务。

三、护理人员的绩效考核

绩效考核又称绩效评估、人事评估、员工考核等。护理人员绩效考核是指护理管理者或相关人员通过一定的方式对护理人员的工作成效进行考查评价的过程,是执行护理人员晋升、晋级、培训、人事调整、奖罚、人员留用解聘等人力资源管理决策的主要依据。由于人的行为受到诸多因素的影响,因此,建立客观、公正、系统的绩效考核体系,是新时期护理管理者面临的一大挑战。

(一)绩效考核的原则

1.指标客观化原则　首先,考核指标应依据具体的护理岗位职责而定,如护士、护师、主管护师、副主任护师岗位职责不同,考核的标准应有区别。其次,制定的考核标准应是可衡量的,如工作态度、职业道德等一些主观描述的内容也应尽量量化,可通过病人满意度、表扬信、锦旗等指标进行衡量。最后,考核过程应尽量客观,采用事先公布的标准和程序,公平公正地进行,避免主观臆断。

2.标准公开化原则　考核指标经专业人员审定后应公之于众,使所有被考核的护理人员明确考核内容,理解组织对他们的工作期望和业绩水准,找准自己努力的方向。同时,在公开的内容里还应包括考核结果奖优罚劣的措施。

3.操作标准化原则　主要包括:①相同岗位的护理人员应采用统一的考核标准,但要注意分层次、按岗位职责考核,如护士、护师、主管护师、副主任护师,应该有与各层次相对应的考核标准;②考核间隔时间应基本相同,一般一年或半年一次;③定期安排考核反馈会议,并进行考核面谈;④提供正确的考核文字资料,被考核者应在考核结果上签名。

4.结果反馈化原则　绩效考核的结果应尽量公布,反馈的内容应包括:①被考核人的工作业绩,说明不足之处;②改进工作的目标;③实现这些目标所采取措施方面的建议。

(二)绩效考核的内容

1.德　德即政治素质、思想品德、工作作风和职业道德等。具体包括良好的职业道德、团结同事、关爱病人、爱岗敬业、遵守各项规章制度、坚持党的方针和政策等。

2.能　能是指具备本职工作要求的知识技能和处理实际问题的能力。具体包括专业理论、专业技能、健康教育能力、沟通能力、应急能力、临床教学与科研能力等。

3.勤　勤是指护理人员的工作态度、勤奋精神、事业心等。工作态度是指护理人员在工作中是否能够认真负责、积极主动。勤奋精神是指护理人员是否刻苦钻研业务、不断学习进取。事业心是指护理人员对本职工作的热爱和执着追求。

4.绩　绩是指护理人员的工作实绩,包括完成工作的质量、数量、效率和效益。具体包括是否在规定时间内按质按量地完成工作任务,以及工作是否取得一定的经济效益和社会效益等。

（三）绩效考核的方法

1.目标管理考核法 此法比较客观，目前被广泛采用。由管理者与护理人员按目标管理法共同制定可测量的目标和行为标准，并不断修正完善。例如，某医院主管护师的年度考核目标:专业理论考试成绩>85 分，护理技能操作考核成绩>90 分，公开发表护理学术论文 1 篇，等等。

2.行为特征评定法（评语法） 用陈述性文字对护理人员的行为特征如工作态度、劳动纪律、业务能力、医德医风等方面做出评价，包括被考核者自我鉴定和考核者评语。自我鉴定有时还需提供荣誉证书、理论考试和技能考核成绩等佐证材料。具有简单易行的优点，缺点是评定结果不能避免人为因素的影响。

3.实绩记录法 将被考核者的实际工作情况记录作为考核依据，通常使用统一的表格，按日或周记录实绩，定期进行考核评价。如出勤情况、上夜班次数、危重病人抢救例数等。

4.绩效评价表法 根据护理人员的岗位职责和操作技能要求，设计成不同的等级和分数进行评定，可采用百分制、五分制（5—优、4—良、3—中、2—差、1—劣）或等级评定（ABCDE）。具有省时、省力，容易测量的优点，缺点是有些项目常无法赋分值或等级。

5.关键事件法 关键事件是指护理人员的某种行为对组织产生积极或消极影响的重大事件。护理管理者把它记录下来，作为考核护理人员绩效的内容，操作时应贯穿考核过程的始终，以做出全面的评价。

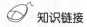 知识链接

三只老鼠偷油吃

三只老鼠一同去偷油喝。它们找到了一个油瓶，但是瓶口很高，够不着。三只老鼠商量一只踩着一只的肩膀，叠罗汉轮流上去喝。当最后一只老鼠刚刚爬上另外两只老鼠的肩膀上时，不知什么原因，油瓶倒了，惊动了人，三只老鼠逃跑了。回到老鼠窝，它们开会讨论为什么失败。

第一只老鼠说，我没有喝到油，而且推倒了油瓶，是因为我觉得第二只老鼠抖了一下。

第二只老鼠说，我是抖了一下，是因为最底下的老鼠也抖了一下。

第三只老鼠说，没错，我好像听到有猫的声音，我才发抖的。

于是三只老鼠哈哈一笑，那看来都不是我们的责任了。

点评:绩效考核的目的是改善绩效，而不是分清责任，当绩效出现问题的时候，大家的着力点应该放在如何改善绩效而不是划清责任。遇到问题先界定责任后讨论改善策略是人们的惯性思维，当我们把精力放在如何有效划清责任上而不是如何改善上，那么最后的结果都是归错于外，作为企业员工谁都没有责任，最后客户被晾在了一边，等责任划分清楚了，客户的耐心也已经丧失殆尽了，于是，客户满意和客户忠诚也随之消失了。

学习任务 5.4　护理人员职业生涯发展规划

一、职业生涯规划的相关概念及意义

在人的一生中,存在着不同的生命周期,如生物的、家庭的和职业的生涯周期等。最重要的、起决定作用的是职业生涯周期,它是生存和发展的前提条件。职业生涯周期从任职前的职业教育培训,到寻求职业、就业从业、职业转换、逐步晋升,直至完全脱离职业工作,占据了人生大部分时间,因此,对个人及家庭都有着十分重要的意义。

(一)职业生涯的相关概念

1.职业　职业是一个人在生涯历程中从事工作的行为过程,是人们所选择从事的不同类别的、有收入的社会劳动。根据职业产生、发展的历史及其对人类社会发展的影响,职业具有以下特点:①类别性,职业是社会分工的产物,这种社会分工是有类别的,包括门类的差别和层次的差别;②专业性,职业是人们从事的专门业务,一个人要从事一种职业就必须具备该职业所需的知识、能力和特定的职业道德;③技术性,各种职业都有一定的技术含量和技术规范要求;④经济性,职业是有报酬或经济收入的劳动。

2.职业生涯　职业生涯是指一个人一生所连续地担负的工作职业和工作职务的发展道路。美国学者罗斯威尔和思莱德将职业生涯界定为"人的一生中与工作相关的活动、行为、态度、价值观、愿望的有机整体"。职业生涯是一个完整的职业发展过程。

3.职业生涯规划　职业生涯规划简称生涯规划,又称职业生涯设计,是指员工和组织对员工个人的职业生涯进行设计、规划、执行、评价、反馈和修正的一系列过程。其目的在于把员工与组织的需要统一起来,最大限度地调动员工的积极性,提高员工的归属感。职业生涯规划的内容有个人职业开发和组织职业开发。个人职业开发即员工职业计划,是确立员工职业目标并采取行动实现职业目标的过程。组织职业开发即职业管理,是组织提供帮助员工成长、发展的计划,这是与企业需求、发展相结合的行为过程。

4.职业生涯管理　职业生涯管理是指组织和员工个人的职业生涯进行设计、规划、执行评估、反馈和修正的一个综合性的过程,是组织提供的用于帮助组织内正从事某类职业的员工的行为过程。通过员工和组织的共同努力与合作,每个员工的生涯目标和组织发展目标相一致,员工的发展与组织的发展相吻合。因此,职业生涯管理包括两个方面:①员工的职业生涯自我管理,员工是自己的主人,自我管理是职业生涯成功的关键;②组织开展职业规划并协助员工规划其生涯,为员工提供必要的教育、训练、轮岗等发展的机会,以促进组织和员工生涯目标的实现。职业生涯管理是一种动态管理,贯穿于员工生涯发展和组织发展的全过程。

（二）职业生涯管理意义

1.对员工的意义 ①可以增强员工对职业环境的把握能力和对职业困境的控制能力,使员工了解自身的长短处,合理计划、安排时间和精力开展学习和培训,以提高职业技能。②可以帮助员工调试好职业生活与家庭生活的关系,更好地实现人生目标,使员工从更高的角度看待职业生活中的各种问题和选择,让职业生活更充实和富有成效。同时,帮助员工综合地考虑职业生活同个人追求、家庭目标等其他生活目标的平衡。③可以使员工实现自我价值的不断提升和超越。员工寻求职业的最初目的可能仅仅是生活需要,进而追求财富、地位、名望。通过职业生涯管理过程对职业目标的多次提炼,可以逐步使员工工作目标超越财富和地位,追求更高层次自我价值实现的成就感和满足感。因此,职业生涯开发和管理可以发掘出促使人们努力工作的最本质的动力,升华成功的意义。

2.对组织的意义 ①可以帮助组织了解员工的现状、需求、能力及目标,调和它们同组织现实的和未来的职业机会与挑战间的矛盾。②可以更加合理与有效地利用人力资源,切实针对员工深层次职业需要的生涯进行开发与管理,具有更有效的激励作用,同时能进一步开发人力资源的职业价值。③可以为员工提供平等的就业机会,对促进组织持续发展具有重要意义。职业生涯开发和管理是根据员工不同的特点和需要设计出的不同的职业发展途径和道路,以利于不同类型员工在职业生活中扬长避短。④可以使全体人员的技能水平、创造性、主动性和积极性保持稳定,甚至提升,这对于促进组织的持续发展具有重要作用。

二、职业生涯规划的基本原则

1.可行性原则 在职业生涯规划过程中,不能一味地进行封闭式"自我设计",除考虑自身的愿望和兴趣爱好外,还必须考虑社会的现实要求和历史条件。脱离现实空中楼阁式的"自我设计",只会不断导致失败和挫折,不利于职业的发展。设计、选择科学可行的发展方案是避免职业发展障碍、保证职业发展计划落实、个人职业素质不断提高的关键。

2.胜利的原则 应该根据自己的知识水平、身体素质、个性特点、能力倾向等因素来确定所能胜任的职务等级。否则,力不从心,不仅效率低下,甚至无法完成任务,并将使组织和个人同时遭受损失。

3.扬长避短 认识个人的特征及优势是职业生涯发展的前提。科学有效的职业生涯规划应能扬长避短,最大限度地发挥潜能。例如,技术型护理人员,可以规划发展为临床护理专家;管理型护理人员,可以规划发展为护理管理人才。

4.发展性原则 职业不只是作为生存的手段,更是人们寻求发展的方式。因此,在职业生涯规划时,要考虑职业的发展前途、组织所提供的发展空间以及群体的和谐性等各方面因素,寻找适合自身发展的良好环境。

5.灵活性原则 在科学技术飞速发展的年代,个人应该不断积累知识和经验,及时调整职业发展道路,以主动的姿态适应社会和环境的要求。

三、护理人员的职业发展方向

随着护理事业的发展,我国护理人员的职业发展主要有以下几种方向。

1.临床护理专家　1954 年美国最早开始培养临床护理专家,目前已扩展到临床护理的许多领域。1980 年美国护理协会将临床护理专家(CNS)定义为"在护理专业的某一特殊领域内,通过学习和实践达到硕士或博士水平,具有较高的专门护理知识和技能、丰富的临床实践经验的专家型临床护理人员"。CNS 具有护理专家、教育者、咨询者、管理者和研究者等角色功能。我国于 2001 年开始探索 CNS 的培养、考核认证等工作,并将其定位于临床高级的"专科护士"方向,目前已设置的有手术室护士、ICU 专科护士、肿瘤专科护士、糖尿病护理师、造口护理师、疼痛护理师等。

专科护士的入选培训资格:执业护士、大专或本科学历毕业经过 5 年以上的临床护理工作或特定领域 3 年以上的工作实践,具有较强的外语沟通能力、人际交往协调能力、病人健康教育能力、临床教学能力和解决临床问题能力。

2.社区全科护士　随着我国人口老龄化,对老年人、慢性病护理的需求量增加,社区护理将成为 21 世纪护理发展方向,社区全科护士表现出良好的发展前景。主要承担社区保健的管理者、监督者、服务者、教育者"四种角色",从事治疗、预防、保健、康复、健康教育等初级保健工作。因此,社区全科护士需要掌握社区护理理论、健康教育、家庭保健、特殊人群的社区保健、居家护理以及心理疾病的社区护理等方面的知识。

3.护理管理者　护理管理和护理技术是护理专业发展的两大支柱,两者共同推动护理专业的发展,护理管理者已发展为护理人员的职业方向。护理管理者由卫生服务组织任命或聘任,有正式职位及与职位相适应的责、权、利,能有效协调护理组织的人、财、物、时间、信息等管理要素,以满足病人需求和实现组织的发展目标。与护理技术人才不同,需重点培养其组织管理能力,包括决策能力、指挥能力、协调能力、应变能力、表达能力等。

4.护理教育者　目前护理教育已经在医学教育中逐渐形成独立的体系,因此护理教育者是护理人员的又一职业发展方向。护理教育是开发护理人才的手段和方法,其最终目标是保证护理事业的发展,不断培养出高素质的护理人才。人才培养依靠教育,教育的质量依靠师资,因此,建设一支高水平的护理师资队伍是护理教育发展的重要任务。

四、护理人员的职业生涯管理

根据格林豪斯、萨柏、施恩等的职业生涯理论,结合护理专业特点,护理人员的职业生涯可分为早期、中期、后期三个阶段。由于每个阶段的年龄、学历、经验、心理素质、性格、适应能力等不同,所表现出来的职业特征和面临的问题也会不同,护理人员自身和护理管理者应有针对性地采取职业生涯管理策略,以促进护理人员的职业发展。

1.早期阶段(从业 5~10 年,年龄 22~30 岁)　早期阶段主要是指刚从学校毕业进入工作单位,并在工作中逐渐社会化,实现从护生到护理人员的转变,并融入工作岗位的过程。

（1）职业特征　此期需要尽快熟悉各科室护理业务，适应复杂多变的护理工作环境，不断积累经验，并逐步认知医院环境中特殊的人际关系，寻找最适合自己专业方向。

（2）存在的问题　职业生涯的初始阶段还是个新手，处于学习、适应、探索时期，经常会出现迷茫与职业的不确定。

（3）管理策略　多关心员工，利用岗前培训和临床护士的规范化培训，帮助尽快适应工作。同时，还可引导他们分析自己的性格、专业特长、职业兴趣、学识水平、组织能力等，了解自己的职业发展优势和局限，确定自己的职业发展方向，如专科护士、全科护士、护理管理人员、护理教师等，学会与同事相处，建立新型的人际关系。

2.中期阶段（从业 11～25 年，年龄 31～55 岁）　中期阶段是职业生涯的核心阶段，可分为成长期和稳定期。

（1）成长期（年龄 31～40 岁）　个人能力稳步提升，有较强的工作责任感和处理疑难护理问题的能力，能够接受较重的工作任务，已成为工作中的骨干力量。①职业特征：有愿意发现、探索新知，不断完善和改进护理工作的需求，对职业发展和晋升极为关注。②存在的问题：此期多已成家，要兼顾工作和家庭，常忽视自我发展，在不知不觉中已跟不上不断发展的医学和护理事业，在竞争中落伍。③管理策略：帮助重新进行自我定位，合理安排时间，积极参加继续教育，扩展知识面，调适与休整自己的心理，维持工作、家庭和自我发展三者之间的均衡。同时，引导他们进行职业规划，帮助制订职称晋升目标。

（2）稳定期（年龄 41～55 岁）　拥有丰富的护理工作经验，业务熟练、性格稳定，能比较周全地思考和处理问题，部分发展为专科护士、社区全科护士或护理管理者。①职业特征：希望有机会更新专业知识和技能，对成就和发展的期望减弱，对维持已有地位和成就的愿望增强。②存在的问题：可能由于长期从事同一职业，已找不到工作上新的兴奋点，容易出现职业倦怠。体力、精力与进取心有较大幅度的下降，重心从以事业为中心转移到以家庭、自我为中心。③管理策略：合理用人，扬长避短，通过帮助更换新工作或提供富有挑战性的工作，激发工作热情。护理人员本人应重新认识工作环境、评估自我，确定工作中的新目标和新挑战，保持积极向上的进取心。

3.后期阶段（从业 25 年以上，年龄 55 岁以上）　职业生涯接近尾声，面临工作、生活和心理状况的巨大变化，做好从工作中解脱出来的思想和行为准备，最终退出组织。

（1）职业特征　此期的主要特征为希望得到尊重，成为年轻人的良师益友和专业顾问，利用自己的经验继续发挥作用。

（2）存在的问题　体力、学习能力、工作能力等都呈下降趋势，领导地位、专家地位、权力与责任都将随之减弱、消失，角色转变是此期要面对的最大问题。

（3）管理策略　帮助其顺利适应角色转变，可根据个人具体情况，通过聘用顾问、督导等方式使其继续发挥余热，注意保护其职业情感，维护其归属感和自我价值。

知识拓展

1.人力资源管理论语精华

(1)一帮服从你的人,用"胡萝卜"加"大棒"从外部诱导或施加压力即可,若要培养一批有创造力的人,则需要让他们从内心得到创造的自由。

(2)一名优秀的护士宁愿透支自己的体力和心智,燃烧自己照亮别人,用爱心、诚心、责任心为患者撑起一片健康的天空。

2.优化护理人力资源管理在实现优质护理目标中的应用　2010年,在全国开展"优质护理示范工程"的活动中,国家提出夯实基础护理,提供满意服务,将基础护理与专科护理相结合,实施系统全面的责任制整体护理。优化护理人力资源管理在实现优质护理中的应用有以下几点。

(1)护理人员培训是组织和部门优化护理人力资源结构,激发护理人力资源潜力,提高人力资源使用效率的有效措施。加强人际沟通知识、能力的培养及行为礼仪知识的培训,将以病人为中心的护理理念和人文关怀融入对患者的护理服务中,在提供规范化基础护理服务和专业技术服务的同时,加强与患者的沟通交流,为患者提供人性化护理服务。

(2)将护士分层使用,实行能级管理。实行护士长、责任组组长,责任组组员的分层管理模式。

(3)制定弹性排班制度是各班次护理人员进行合理搭配,有效利用人力资源,保证临床护理的关键。

(4)激励机制,在护理管理过程中,要高度重视人的心理需要、利益需求。知识型员工的主要激励因素归为薪酬、工作特性和自我实现三类。

(5)统筹医院资源外勤服务模式向专业化、科学化方向发展,是大型现代化医院发展的必要配套设施。

3.相关专业词汇中英文对照

(1) human resources	人力资源
(2) human resources management	人力资源管理
(3) nursing human resources management	护理人力资源管理
(4) case nursing	个案护理
(5) functional nursing	功能制护理
(6) team nursing	小组护理
(7) primary nursing	责任制护理
(8) holistic nursing	整体护理
(9) clinical pathway	临床路径
(10) nurses recruiting	护理人员招聘
(11) nurses training	护理人员培训
(12) career planning	职业生涯规划

内 容 小 结

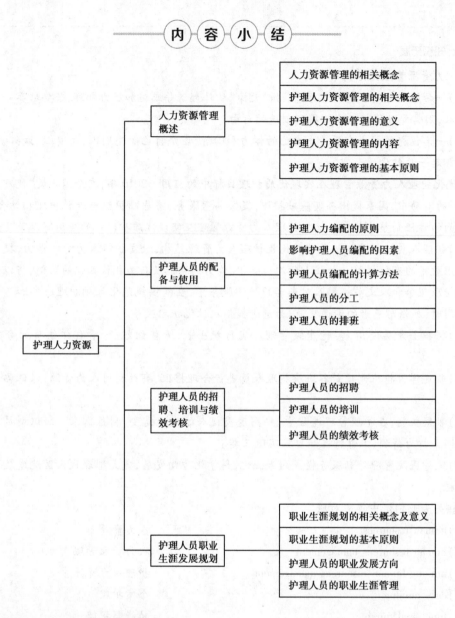

护理人力资源

- **人力资源管理概述**
  - 人力资源管理的相关概念
  - 护理人力资源管理的相关概念
  - 护理人力资源管理的意义
  - 护理人力资源管理的内容
  - 护理人力资源管理的基本原则

- **护理人员的配备与使用**
  - 护理人力编配的原则
  - 影响护理人员编配的因素
  - 护理人员编配的计算方法
  - 护理人员的分工
  - 护理人员的排班

- **护理人员的招聘、培训与绩效考核**
  - 护理人员的招聘
  - 护理人员的培训
  - 护理人员的绩效考核

- **护理人员职业生涯发展规划**
  - 职业生涯规划的相关概念及意义
  - 职业生涯规划的基本原则
  - 护理人员的职业发展方向
  - 护理人员的职业生涯管理

思考与训练

一、单选题

1.对人力资源的科学管理而言,高效率的管理应该做到(   )。

A.保证人尽其才   B.保证人员质量   C.保证人员数量   D.加强人员培训

2.关于功能制护理工作模式的描述,下列哪项不正确?(   )

A.控制医疗成本,以医疗团队合作为主的护理工作模式

B.以各项护理活动为中心的护理工作方法

C.每个护理人员从事相对固定的护理活动

D.存在不利护患沟通的局限性

3.护理人员排班应遵循的首要原则是(　　)。

A.满足病人需要　　　B.有效利用资源　　　C.降低人力成本　　　D.合理组合人力

4.护理人员的考核和评价,关键指标是(　　)。

A.工作数量　　　　　B.工作质量　　　　　C.工作绩效　　　　　D.工作结果

5.人力资源管理的核心内容是(　　)。

A.绩效考核　　　　　B.人员培训　　　　　C.人员福利　　　　　D.人员激励

二、简答题

1.护理人员排班的基本原则有哪些?

2.护士人员培训的内容有哪些?

3.护理人力资源管理的内容有哪些?

4.何谓绩效考核? 绩效考核的原则有哪些?

三、案例分析题

护理本科毕业的小莉和小敏同在某医院内科工作。小莉性格开朗,善于沟通,很快就和科室的同事熟悉了。小敏是一个腼腆的人,工作很努力,但与同事交流并不多。经过一段时间的相处,大家发现小莉总是与人交流或向人请教,她的时间就像是用不完的,她负责的护理工作也完成得很好,大家都喜欢这位聪明活泼的姑娘。小敏则是每时每刻都在工作着,早上来办公室发现她已经在病房了,下午下班时看见她仍然在看病历,经常加班。护理部领导觉得小敏勤奋努力、踏实工作,值得其他护理人员学习,于是在全院大会上表扬了小敏,但是科室护理人员却认为小莉更值得表扬。

思考:

1.管理者的观察如何避免片面性?

2.怎样使绩效考核公平公正?

3.如何做到对典型的表扬,从而激励全体员工的工作热情?

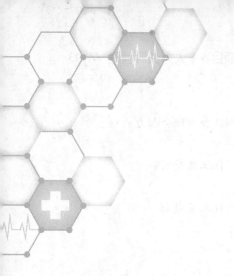

【故事引入】

姚静是某三甲医院胸外科护士长,在4年多的护士长工作经历中,她为自己树立了精明、强硬的护士长形象。她一贯不苟言笑,任何时候都不参与护士们谈论的工作以外的事情,很少表扬人,一旦发现护士出错,会毫不留情地搬出规章制度进行处罚,与护士们的关系越来越紧张。后来医院扩建成立了心胸外科,护理部主任与姚静谈话,指出了她的一些问题,同时将她调任心脏外科担任护士长。姚静也反思了自己的不足,向护理部主任表示要改变行事作风。到了新的科室后,姚静开始尝试改变做法,换位思考,揣摩护士的感受和感觉。她相信大多数护士可以胜任本职工作,鼓励护士自己决策并承担责任,将新护士培训交给高年资护士去做,不再因护士偶尔迟到而处罚护士。在她的领导之下,心脏外科病房的护理工作越来越步入正轨。

思考:

1.姚静先后的领导风格是什么类型?

2.在胸外科任护士长时的领导风格有什么优缺点?

3.今后的工作中,姚静在领导风格上应注意什么问题?

分析:

姚静先后两种领导风格产生了不同的效果。先前的独裁型领导风格致使成员士气低落、情绪消极,甚至产生了敌对抵制心理,改变成民主型领导风格后,注重与下属的沟通,充分运用授权的技巧,使科室工作步入正轨。但是,也并不能就此说明后者风格一定优于前者,每种领导风格各有利弊,适用于不同的环境。领导者要根据自己所处的管理层次、工作性质和下属的条件等因素灵活选择主要的领导风格,并辅助采用其他领导风格。

项目 6 领 导

📖【学习目标】

1.掌握领导、激励、授权的概念;领导影响力的构成因素;激励在护理管理中的应用。

2.熟悉领导方式理论、管理方格理论、情境领导理论的基本观点;双因素理论的内容、激励的方法与手段;授权的原则、步骤;决策的概念、步骤。

3.了解其他领导理论、激励理论的基本观点;激励的过程模式;授权的方法;决策的类型。

领导是管理的重要职能之一,是管理活动不可缺少的环节,其功效是在管理过程中为计划、组织及控制等职能提供保证,充分挖掘组织及人员的潜力,保证组织目标的实现。此处将从领导的概念、理论,以及领导者的激励、授权、决策艺术等方面介绍。

学习任务 6.1 领导概述

一、领导的概述

关于"领导"一词,历来有许多不同的解释。许多学者用主导、指挥、指导、统帅、影响等词汇来表达领导的实质。美国学者罗伯特等认为,领导是在某种条件下,经由意见交流的过程所实行出来的一种为了达到某种目标的影响力。目前,比较共同的观点认为,领导是指在一定的环境条件下,指引或影响所属的组织和人员实现既定目标的过程。领导过程包括三个要素,即领导者、被领导者、客观环境。其中,领导者在三个要素中起主导作用,但也不能忽视被领导者和客观环境的作用。

人们习惯将领导和管理视为等同。实际上,两者既有共性又有区别(表 6-1)。两者的共同点是都在组织内部通过影响他人的活动,实现组织目标的过程。不同的是,管理是由正式组织任命的有强制性权力的行为,是对人、财、物、时间、信息的管理,强调的是通过计划、预算、合理利用各项资源和控制来实现组织目标;领导既可由正式组织任命,也可能是建立在专家权力和模范作用等基础上的行为,主要是对人的领导,强调的是提供方向、影响和增强组织成员的凝聚力,激励与鼓舞人去实现组织目标。

表 6-1　管理者和领导者的异同

项　目	管理者	领导者
对象	人、财、物、信息	人
官方授权与否	有	有或无
工作方式	循规蹈矩	富有冒险和创新精神
影响力	特定的职权	只要下属愿意遵从
目标	完成组织目标	完成个人目标

二、领导的影响力

影响力是指一个人在与他人交往中,影响和改变他人心理与行为的能力。根据性质和构成要素不同,领导者的影响力分为权力性影响力和非权力性影响力(图 6-1)。

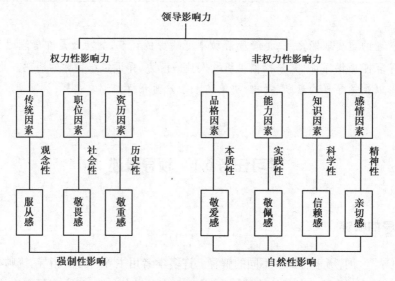

图 6-1　领导影响力构成图

领导影响力的类型

1.权力性影响力　权力性影响力是指领导者运用上级授予的权力强制下属服从的一种能力。这类影响力的特点:具有强迫性和不可抗拒性;以外推力的形式发挥作用,对被领导者的激励作用不大,常依靠奖惩等起作用;不稳定,随领导者地位改变而变化。被领导者的心理和行为表现为被动与服从,构成的主要因素有如下几种。

(1)传统因素　几千年的社会生活,下级服从上级、群众服从领导的传统惯例使人们认为领导者比普通人强,有权、有才干,从而产生服从感。这种影响力随着领导者的确立自然形成,不同程度地影响着人们的思想和行为。

(2)职位因素　社会组织赋予领导者一定的职位权力,如奖罚权、物资分配权、人事安排权等,这种权力对被领导者形成一种控制力量,从而产生敬畏感。通常来说,领导者的职位越高,权力越大,下属对他的敬畏感就越强,影响力也就越大。如护理部主任要比科护士长的影响力大,科护士长要比病房护士长的影响力大。

(3)资历因素 资历是指领导者的资格和经历,反映领导者过去的状况。比起资历较浅的领导者,人们往往对资历较深的领导者产生更强的敬重感,如一位多年从事一线管理工作的资深护士长,产生的影响力比新上任的护士长要大。

若要有效地影响被领导者,仅靠权力性影响力是不行的,还必须运用非权力性影响力。

2.非权力性的影响力 非权力性影响力是指由领导者自身素质和现实行为形成的自然性影响力。这类影响力的特点:具有自然性、非强制性,往往潜移默化地起作用;有较强的内在性,被领导者信服、尊敬,激励作用大;影响力稳定而持久,不随领导者职权地位的改变而变化。被领导者的心理和行为表现为顺从与依赖,构成的主要因素有如下几种。

(1)品格因素 主要包括道德、品行、修养、人格和作风等方面。具有优秀品格的领导者会使下属产生敬爱感,并诱使人们模仿与认同。通常说的"榜样的力量是无穷的",其中的道理就在于此。

(2)能力因素 领导者的能力主要反映在工作成效和解决实际问题的有效性方面。一个才能出众的领导者,不仅为成功达到组织目标提供了重要保证,还能增强下属达到目标的信心,使下属产生敬佩感,从而自觉地接受领导。

(3)知识因素 知识是科学赋予的一种力量。领导者掌握丰富的知识、具备精湛的业务技术,更容易赢得下属的信任与配合,提高自己的威信和影响力,使下属产生信赖感。知识越丰富的领导者,对下属的指导越正确,影响力就越大。

(4)感情因素 感情是人们对客观事物的心理反应。领导者与下属相处融洽,会使下属发自内心地服从和接受,从而产生亲切感。反之,领导者与下属关系淡漠、紧张,则易造成心理距离,从而产生排斥力、对抗力和负影响力。

在领导者的影响力中,两者既相互关联,又相互渗透。其中,非权力性影响力是充分发挥领导影响力的基础,在领导影响力中起主导作用,制约、影响权力性影响力的发挥,而权力性影响力若能运用得当,同样也能促进非权力性影响力的进一步提升。

✎ **管理名言**

"物以类聚,人以群分"。具备优秀品质的领导者可以吸引、聚集同类的人。他们组成的团队在攻击面前难以撼动。

——拉尔夫·沃尔多·爱默生

三、护理管理中领导者的素质要求

领导者的素质是指领导者在领导活动中应具备的基本条件和内在因素。这些因素的相互作用、相互融合,体现和决定着领导者的才能、领导水平、领导艺术和工作绩效。护理领导者应具备的素质包括以下几点。

1.政治思想素质 政治思想素质是领导者在政治思想和品德作风方面应具备的基本条件，是领导者素质中最基本、最重要的因素。领导者必须认真学习马克思主义的基本理论以及国家的基本路线和方针政策，有坚定的政治立场和政治信念，坚决拥护并自觉贯彻执行党的路线、方针、政策；有强烈的事业心和高度的责任感，以身作则，言行一致，克己奉公，清正廉洁，谦虚、诚实、公正无私、心胸开阔，具有吃苦耐劳精神。

2.业务素质 领导者业务素质的高低，直接影响领导工作和领导艺术。领导者应拥有"T"型知识结构，既是精于本专业管理的"专才"，又是博学识广的"通才"。也就是说，护理领导者不仅要具备精深的本专业知识、精湛的护理操作技能，也要具备相关的医学、社会学、心理学等学科的知识，还要掌握管理学、经济学、计算机应用等知识，这样才能增加护理人员的信任感，提高自己的非权力性影响力，达到有效的领导。

3.能力素质 能力素质是领导者在工作中各种能力的综合体现。领导者能力素质的高低，决定着领导活动的有效性。护理领导者的能力素质，主要体现在预测能力、筹划决策能力、组织指挥能力、协调控制能力、应变适应能力、人际交往能力、培养下属能力、激励能力、改革创新能力、综合判断能力、评判思维能力、信息获取能力等。

4.身体心理素质 领导者要有良好的身体素质，能够抵抗疾病，适应各种艰苦环境，精力充沛、思路敏捷，以满足不断汲取知识和承担繁重的体力和脑力工作的需要；还要有良好的心理素质，能够自觉进行心理调适，应对各种心理压力，既能经受得住荣誉、地位、利益等各种诱惑的考验，又能经受得住各种挫折的考验，以乐观积极的心态对待工作中的各种困难，以取得良好的领导效果。

学习任务 6.2　领导理论

一、领导特质理论

20 世纪 40 到 50 年代，早期领导理论学者认为成功领导者具有与生俱来的某些品质或特征，并进行了大量的探索和研究，形成领导特质理论。该理论侧重比较领导者与非领导者、有效领导者与无效领导者的品质差别，试图确定成功领导者应具备的个性特质，以期为选拔领导者和预测领导有效性提供依据。其中，较为经典的理论包括以下几种。

（一）吉赛利的特级领导研究

美国心理学家吉赛利通过对 306 名经理人员进行研究后，在 1971 年出版的《管理才能探索》一书中，将领导者的特质归纳为 5 种个性特质、3 种能力特质和 5 种激励特质。

1.个性特质 自信（自我评价较高）、决断能力（果断性）、适应性（与下属关系亲近）、处理事务的成熟程度（具有的知识技能和经验）、性别（男性或女性）。

2.能力特质 督察能力（指导别人的能力）、才智（口头表达与文字方面的能力）、首创精神（愿意开拓新方向、创新的愿望）。

3.激励特质　事业成就的需要、自我实现的需要、工作稳定的需要、权力的需要、对高额金钱报酬的需要。

上述领导特质中,自信、决断能力、适应性、督察能力、才智、事业成就的需要、自我实现的需要、工作稳定的需要最重要。

(二)斯托格笛尔的领导个人因素论

美国俄亥俄州立大学管理学家斯托格笛尔在 1948 年出版的《与领导有关的个人因素:文献调查》一书中,总结了领导者的个人特征,包括:①5 种身体特征,即精力、外貌、身高、年龄、体重;②2 种社会特征,即社会经济地位、学历;③4 种智力特征,即果断性、说话流利、知识渊博、判断能力强;④16 种个性特征,即适应性、进取心、热心、自信、独立性、外向、机警、支配力、有主见、急性、慢性、见解独到、情绪稳定、作风民主、不随波逐流、智慧;⑤6 种与工作有关的特征,即责任感、事业心、毅力、首创性、坚持、对人关心;⑥9 种社交特征,即能力、合作、声誉、人际关系、老练程度、正直、诚实、权力的需要、与人共事的技巧。

(三)鲍莫尔的领导品质论

美国经济学家鲍莫尔提出了领导者应该具备的 10 种品质,包括:合作精神、决策能力、组织能力、精于授权、善于应变、敢于求新、勇于负责、敢担风险、尊重他人、品德高尚。

领导特质理论由于忽略了领导者的活动过程以及被领导者和环境因素的作用,因而有较大的片面性。但该理论强调了良好的个人特质对领导者的重要性,为领导人才的选拔和培养提供了一定的方向。护理领导者若能具备以上领导特质,又能在实践中加以培养,将有利于工作的开展。

二、领导行为理论

20 世纪 40 年代后期至 60 年代中期,学者们将研究的重点转向了领导行为方式的研究。这些研究从领导者的风格和领导方式着手,将领导者的行为划分为不同的类型,分析各类行为对领导有效性的影响,试图探索有效的领导模式,形成了领导行为理论。

(一)领导方式理论

德裔美国心理学家库尔特·勒温最早提出领导方式理论,该理论研究不同的领导风格对下属群体行为的影响,并将领导者表现出来的极端行为分为以下三种类型。

1.独裁式领导　独裁式领导也称专制型领导,是指领导者运用职权制定决策,利用奖罚方法强制下属执行。其特点是:权力定位于领导者,做决策时下属没有任何参与的机会,只有服从和执行。适用于紧急情况下及缺乏决策能力的群体。如救护大批伤病员时,护理领导者迅速指挥护士,要求各自完成抢救、治疗任务,不允许迟疑和拒绝,否则将给予处罚。

2.民主式领导　民主式领导是指领导者注重运用个人权力和威信使人服从,靠鼓励和信任使下属积极主动工作。其特点是:权力定位于群体,组织成员能够参与决策、讨论,工作中有一定的自主权。适用于知识、技能比较成熟,能参与决策的群体。如在制定护理技术改革、教学及科研计划时,护理领导者就可采用这种方式。

3.放任式领导　放任式领导是指领导者给予每位成员高度的自主权,只对下属提出工作目标,对其完成任务各个阶段的活动不加干涉,除非下属要求,否则不做主动的指导。其特点是:权力定位于成员,领导很少运用权力。适用于知识、技能成熟,能制定决策、执行任务、自我指挥与控制的少数专业人员。护理科研的开展与人员开发可采用这种方式。

实践证明,以上三种领导方式的选择需因人、因事、因地、因时而异,领导者应根据不同的情况灵活地决策。

(二)领导行为四分图理论

1945年美国俄亥俄州立大学工商企业研究所经大量深入的研究,将主要领导行为归纳为两类,即任务型领导和关心型领导。任务型领导以工作任务为中心,注重利用各种资源实现组织目标。这类领导总是把完成工作任务放在首位,要求下属维持一定水平的工作绩效,强调组织目标的按期实现。关心型领导以人际关系为中心,善于同下属建立相互信任、相互尊重的关系。这类领导重视下属的建议、感受和愿望,主动帮助下属解决问题,并一视同仁。上述两种不同的领导行为,相互结合形成四种基本的

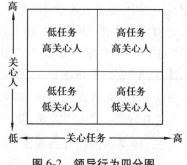

图6-2 领导行为四分图

领导风格,即领导行为四分图(图6-2)。许多研究发现,高任务、高关心人的领导风格,比其他三种领导风格更能取得高的工作绩效和工作满足感。

(三)管理方格理论

1964年,美国得克萨斯大学工业心理学家布莱克和莫顿在出版的《管理方格》一书中,提出了著名的"管理方格理论"。他们用纵坐标表示对人的关心程度,横坐标表示对生产的关心程度,构造了管理方格图(图6-3)。纵横坐标共组成81个小方格,每一方格代表一种领导风格,其中典型的有以下5种。

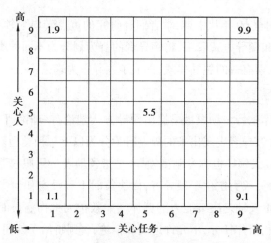

图6-3 管理方格理论模型

1.1型(贫乏型) 领导者对人、对工作都不关心,只是以最小的努力来完成必须做的工作及维持人际关系。

9.1型(任务型) 领导者高度关心生产和效率而不关心人,忽视下属的发展和士气。虽然达到一定的工作效率,但下属士气不高。

1.9 型(俱乐部型) 领导者只关心人而不关心生产,十分注意搞好人际关系,对下属迁就,做老好人,从而维护和谐的组织气氛。

5.5 型(中间型) 领导者对人和生产有适度的关心,保持工作与满足人们需要的平衡,维持一定的工作效率和士气。

9.9 型(协作型) 最理想的领导方式。领导者既关心生产又关心人,通过协调各种活动,促进工作和生产的发展,下属士气旺盛,在和谐的气氛中齐心协力地完成工作任务。

领导行为理论集中研究领导者的工作作风、行为对领导有效性的影响,在确定领导行为与群体工作绩效的关系上取得了一定的成功,但由于忽视了环境因素对领导有效性的影响,仍具有局限性。

三、领导权变理论

进入 20 世纪 60 年代后,不少学者认为,要找到一个适合于任何组织、任何工作、任何对象的领导特质或领导行为都是不现实的,因为领导有效性是由领导者、被领导者及环境因素等共同决定的,要根据具体情况来确定,这种观点被称为权变理论或情境理论。以下介绍两种主要的领导权变理论。

(一)权变理论

权变理论最早由美国心理学家和管理学家费德勒提出。费德勒认为,任何领导方式都可能有效,关键在于影响领导效果的"情景因素",主要有以下三种。

1.领导者与下属的关系 领导者与下属的关系是指下属对领导者的信任、喜爱、忠诚和愿意追随的程度,以及领导者对下属的吸引力。若双方高度信任、互相支持,则相互关系好;反之,则相互关系差。它是决定领导者在群体中控制力和影响力的主要因素。

2.任务结构 任务结构是指下属对工作程序和工作目标明确的程度。若任务目标明确、程序属常规化、容易理解、有章可循,则任务结构明确性高;反之,任务目标模糊、结构复杂无先例、缺乏标准和程序,则任务结构明确性低或不明确。

3.职位权力 职位权力是指赋予领导者的、与职位相关联的正式权力。若领导者对下属的工作任务分配、奖罚和职位升降等有决定权,则职位权力强;反之,则职位权力弱。

根据上述三种因素,费德勒将领导者所处的环境分成八种类型(表6-2)。其中,三种条件都具备是最有利的环境,三者都不具备是最不利的环境。在最有利和最不利的环境条件下,采用以工作为中心的任务导向型领导方式效果较好;对处于中间状态的环境,则采用以人为中心的关系导向型领导方式效果较好。

表 6-2 费德勒权变理论领导类型与情境变量的关系

对领导者的有利性	领导者与下属的关系	任务结构	职位权力	有效领导类型
有利	好	明确	强	任务导向型
	好	明确	弱	任务导向型
	好	不明确	强	任务导向型

续表

对领导者的有利性	领导者与下属的关系	任务结构	职位权力	有效领导类型
中间状态	好	不明确	弱	关系导向型
	差	明确	强	关系导向型
	差	明确	弱	关系导向型
	差	明确	强	关系导向型
不利	差	不明确	弱	任务导向型

(二)情境领导理论

情境领导理论又称领导生命周期理论,是由管理学家赫尔塞和布兰查德提出的。该理论的基本观点是,有效的领导行为应该将工作行为、关系行为与被领导者的成熟度结合起来考虑,当被领导者渐趋成熟时,领导行为要做相应调整,才能取得有效的领导效果。

成熟度是指个体完成某一具体任务的能力和意愿的程度,包括工作成熟度和心理成熟度两个方面。工作成熟度是指一个人从事工作所具备的知识和技术水平。工作成熟度越高,独立完成任务的能力就越强,越不需要他人指导。心理成熟度是指一个人做某事的意愿和动机。心理成熟度高的个体不需要太多的外力作用,工作自觉性强。工作成熟度和心理成熟度两者结合形成四种类型,其发展过程依次是:不成熟(M_1型)→初步成熟(M_2型)→比较成熟(M_3型)→成熟(M_4型)。在实际工作中,采取何种类型的领导方式应根据下属的成熟度而定(图6-4)。

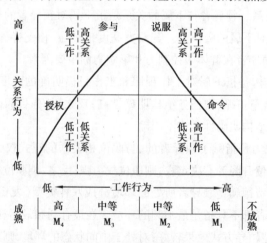

图6-4 领导生命周期曲线

1.命令型(M_1型) 当下属的成熟度处于低水平时,他们缺乏接受和承担任务的能力和愿望,既不能胜任又缺乏自信,采取高工作、低关系的命令型领导方式最有效,即给下属进行具体分工并明确命令干什么、如何干和何时干等。如对中专护校毕业2年以内的护士,护士长宜采用此种领导方式。

2.说服型(M_2型) 当下属的成熟度有一定发展时,他们愿意承担任务但缺乏足够的能力,有积极性但尚缺乏工作技巧,采取高工作、高关系的说服型领导方式最有效。在工作环境中不仅布置任务,还要说明任务的意义,并提供必要的指导帮助。如对中专护校毕业3~5年的护士,护士长宜采用此种领导方式。

3.参与型(M₃型) 当下属比较成熟时,他们的工作经验逐渐丰富,可独当一面,但没有足够的动机,采用低工作、高关系的参与型领导方式最有效。对工作任务尽量不做具体指导,由下属自己决定和控制整个工作过程,独立地开展工作,领导者只起监督作用。如对护师等工作人员,护士长宜采用此种领导方式。

4.授权型(M₄型) 当下属高度成熟时,他们不仅具备了独立工作的能力,而且愿意且有充分信心来主动完成任务并承担责任,采取低工作、低关系的授权型领导方式最有效。充分授权下属,放手让下属自己做决定并承担责任,领导者只做宏观控制。如对主管护师以上人员,护士长宜采用此种领导方式。

学习任务 6.3 激励理论

一、激励概述

(一)激励的概念

"激励"最初源于拉丁语"movere",原意是"开始行动""活动"。从词义上看,是激发、鼓励的意思。现代管理学认为,激励是利用外部诱因调动人的积极性和创造性,引发人的内在动力,朝向所期望的目标前进的心理过程。

对于管理者来说,激励有两方面的内容:一是如何使下属产生有助于实现组织目标的特定动机,并自觉地采取符合组织目标的行为;二是在激发个人某种特定动机的基础上,不断强化这种动机。

(二)激励的过程模式

激励的过程模式:未满足的需要—心理紧张—动机—行为—目标—需要被满足或未被满足—新的需要或需要调整,并通过反馈构成周而复始的动态循环。未满足的需要是激励的起点和基础,当需要未被满足时,就会产生心理的紧张和不安,从而产生一种内在的驱动力,即动机,动机驱使人们开展寻求特定目标的行为。如果目标最终被实现,则需要得到满足,紧张和不安会消除,继而产生新的需要,并引发新的动机和行为。如果需要未得到满足,人们会继续寻求特定目标,直到目标得以实现。激励就是在分析人们需要的基础上,不断激发、引导员工发挥高水平的主观能动性,向着组织所希望的方向行动,以实现组织预期目标。

(三)激励的作用

1.调动人的工作积极性 一般来说,人是因一种动机或需求而激发自己的内在动力,努力去实现某一目标,当目标实现后,人会衡量自己为实现目标所付出的努力是否值得。如果判断是值得的,则会巩固和强化自己的努力。因此,激励能够调动人的工作积极性,并使这种积极性保持下去。

2.有利于发挥人的能动作用 激励最显著的特点就是内在驱动,它将人的需要作为基本作用力,不仅可以提高人对工作的认识,还能激发对工作的热情和兴趣,挖掘工作潜能,将自己的全部精力投入到工作中。

3.有利于形成良好的竞争氛围　科学的激励机制能够在组织中营造良好的竞争氛围,良好的竞争氛围会更加激发护士的工作积极性和主动性,对良好竞争环境的形成起到强化作用。

(四)激励的方式手段

1.物质激励　物质激励是指通过物质刺激的手段,激发或强化护理人员努力实现组织目标。激励的形式有正激励(如发放奖金、津贴、福利等)和负激励(如罚款等)。

2.社会心理激励　社会心理激励是指运用社会心理学方法,刺激护理人员的社会心理需要,努力实现组织目标。激励的主要形式有目标激励、感情激励、尊重激励、参与激励、榜样激励、竞赛(竞争激励)等。例如,评选优秀护士、劳动模范、召开优秀护士先进事迹报告会属于榜样激励;增强民主管理意识、授权使下属参与决策和管理属于参与激励。

3.工作激励　工作激励常用的有:①工作扩大化,让护理人员同时承担几种或几个岗位的任务。如让一线护士兼任护理教学、护理质量控制任务,让护理人员在不同岗位上轮换等。②工作丰富化,让下属参与一些具有较高技术或管理含量的工作。如将部分管理工作交给下属,使下属也成为管理者,让护理人员承担一些较高技术的工作,提高工作的技术含量等。

二、激励理论

自20世纪20—30年代以来,国外许多管理学家、心理学家和社会学家从不同的角度对怎样激励人的问题进行研究,提出了激励理论。按照研究的侧重点不同,激励理论分为以下三类。

(一)内容型激励理论

内容型激励理论着重研究激发人们行为动机的各种因素,即"为什么会产生激励""什么东西会引发激励"。

1.马斯洛的需要层次理论　该理论由美国心理学家亚伯拉罕·马斯洛于1943年在其代表作《人类动机的理论》一书中提出,认为人的基本需要可以归纳为五个层次,从低到高依次是生理需要、安全需要、爱与归属需要、尊重需要、自我实现需要(图6-5)。

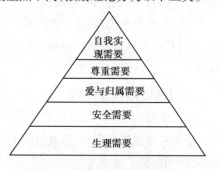

图6-5　马斯洛的需要层次理论

(1)需要层次理论的主要观点　①人的行为动机是为了满足他们未满足的需要,未满足的需要激励人的行为;②当某一特定需要最大限度地得到满足时,高一层次的需要就变成主要的激励因素。人的需要由低级向高级过渡,低级需要容易满足,满足了就不再起激励作用;高级需要不易满足,因此具有更长久的激励作用。

(2)需要层次理论在护理管理中的应用　①及时发现下属的优势需要是实施正确激励的关键。护理人员常见的优势需要,一是职称较高者,多是科室的业务骨干,工作上的安全性、成就感和被下属尊重是他们的优势需要,可分配挑战性的工作,担任青年护士的导师,参与更高一级工作目标的设计,参加一些高层次的决策会议;二是追求机会者,如合同制护士,大多收入不高,工作不稳定,物质激励是他们的优势需要;三是追求发展者,一般年纪较轻,受过良好的教育的护士,最主要的需要不是获得更高的工资,而是个人发展,在职培训是他们的优势需要。②激励是没有终点的,护理管理者应奉行"连续激励的原则",使护理人员的潜能得以递进式地发挥。③需要是有序列性和潜在性特点的。需要的序列性表现在应先满足生理、安全等低层次的需要,再满足爱与归属、自我实现等高层次的需要。需要的潜在性表现在有些护士对自己的需要把握并不完全,管理者要善于激发既有利于集体又有利于个体的潜在需要,从而促进个体和集体的良性发展。

2.赫兹伯格的双因素理论 该理论又称"激励—保健理论"。它由美国心理学家弗雷德里克·赫兹伯格于1966年在其代表作《工作与人性》一书中提出,主要研究组织中个人和工作的关系问题,即"人们想从工作中得到什么"。

(1)双因素理论的主要观点 该理论认为,影响人行为的因素有两种:①保健因素,即与人的不满情绪有关的因素。主要包括组织的政策、管理和监督、人际关系、工作条件、薪金、福利待遇、职务地位、工作安全等。当下属得不到这方面的满足时,便会产生不满;但当下属得到这方面满足时,只是消除了不满,并不会调动工作积极性,不会起激励作用。因此又称为"维持因素"。②激励因素,即与人的满意情绪有关的因素。主要包括工作表现机会、工作带来的愉快、工作上的成就感、工作挑战性、工作中得到的认可与赞美、工作的发展前途、职务上的责任感等。当下属得不到这方面的满足时,工作缺乏积极性,但不会产生不满情绪;当下属得到这方面的满足时,会对工作产生浓厚的兴趣,激发很大的工作积极性,起到明显的激励作用。

赫兹伯格认为,传统的满意与不满意的观点是不正确的,满意的对立面应当是没有满意,不满意的对立面应当是没有不满意。这样,双因素理论将员工的态度分为四种:满意与没有满意、没有不满意与不满意(图6-6)。

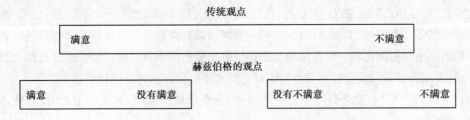

图6-6 赫兹伯格的双因素理论与传统观点的比较

(2)双因素理论在护理管理中的应用 ①提供保健因素,积极预防和消除可能产生不满的情绪。如提供工资和安全保障、改善工作环境和条件、建立公平的分配制度、创造良好的组织气氛和对护理人员的监督能被接受等。②重视激励因素,以激发护理人员的工作积极性。如肯定工作成绩、适当地授权、提供学习机会和为护士的成长创造条件等。③注意两方面因素之间的转化作用。保健因素与激励因素不是绝对的,是可以转换的。如奖金分配与工作绩效挂钩,反对"平均主义",这样多拿奖金的护士会认为是对自己工作的认可,同时能激发更多的护士积极工作,产生激励作用。

(二)过程型激励理论

过程型激励理论试图解释和描述行为的引起、发展、持续以及终止的全过程,主要探讨人们在各种需要因素影响下对自己行为的选择过程。

1.期望理论 期望理论由美国心理学家弗鲁姆于1964年在其出版的《工作与激励》一书中

提出。

（1）期望理论的主要观点　该理论认为，人的动机取决于三个变量：①期望值，即个体对自己的行为和努力能否达到特定结果的主观概率；②关联性，即个体因良好工作表现得到相应报酬的可能性（工作成绩与报酬的关系）；③效价，即个体对奖励价值大小的判断，是否能满足自己的需要。激励水平的高低取决于三个变量的乘积，用公式表示为：

$$激励水平 = 期望值 \times 关联性 \times 效价$$

从公式可以看出，高度的期望值、关联性和效价，等于高水平的激励。若三个变量中有一项为零，则激励水平为零。如一名护理人员认为努力能带来业绩，业绩会带来报酬，但如果该报酬不是她所期望的，则不会受到激励去努力。

（2）期望理论在护理管理中的应用　①强调期望行为，让护理人员理解组织期望的行为和评价他们行为的标准。如要求护士参加护理操作培训是一种期望行为，培训成绩必须达到80分以上就是评价标准。②选择适宜的激励手段，要选择护理人员感兴趣、效价高的激励项目或手段，以产生较大的激励作用。如有的护士重视金钱、物质方面的奖励，有的护士更重视领导的称赞和组织的认可等精神方面的鼓励。③强调工作绩效与奖励的一致性，让护理人员知道奖励与工作绩效的关系，什么样的工作结果能得到奖励。同时，在护理人员获得成绩后，必须及时给予物质或精神奖励，以强化他们被调动起来的内部力量。

2.公平理论　公平理论又称"社会比较理论"。在美国心理学家亚当斯于1965年出版的《社会交换中的不公平》一书中提出，它侧重于研究工资报酬分配的合理性、公平性对工作积极性的影响。

（1）公平理论的主要观点　该理论认为，人的工作积极性不仅受其所得绝对报酬的影响，更重要的是受其所得相对报酬的影响。相对报酬是指个人付出劳动与所得到报酬的比较值。付出劳动包括知识、学历、资历、能力、贡献等，所得报酬包括工资、奖金、晋升、荣誉、地位等。人们比较是否公平的方式有两种：①横向比较，在同一时间内以自身同其他人比较；②纵向比较，将自己不同时期的付出与报酬比较。付出劳动与所得报酬比较的结果有三种：当为"＝"时，就会获得公平的感受，会保持工作的积极性和努力程度；当为"＜"时，就会感到自己得到过高的收入，会自觉地增加付出；当为"＞"时，就会获得不公平的感受，会要求增加报酬，或减少工作时间，或消极怠工，甚至辞职。

（2）公平理论在护理管理中的应用　①强调管理公平、报酬公平。应建立一套公平的奖罚制度、工资制度、奖金分配细则，实现量化管理。同时，还应给每一位护士公平的机会，如晋升、培训、工作安排、学历提升等都应公平对待。②在强调"按劳取酬"的基础上，应注意正确的公平心理引导，让护理人员认识到绝对的公平是不存在的，不要盲目或无理攀比，培养奉献精神。③注意公平不是平均主义。个人对组织的贡献大小不同，组织对个人的报酬也应有所区别。

（三）行为改造型激励理论

行为改造型激励理论主要研究如何改造和修正人的行为，使积极行为得以发扬，消极行为予以取消或转变。

1.强化理论　强化理论又称"行为修正理论"。由美国哈佛大学心理学教授斯金纳于20世纪70年代提出。

（1）强化理论的主要观点　该理论认为，人的行为是由外界环境决定的，外界的强化因素可以塑造行为。当行为的结果有利时，这种行为就会重复出现；当行为的结果不利时，这种行为就会减弱或消失。

根据强化的目的和性质,强化可分为四种类型:①正强化,即在要求的行为出现后加以奖酬或肯定,使该行为得到巩固、保持和加强的过程。如某护士工作表现出色予以表扬,就是对工作出色的行为做了正强化。②负强化,即预先告知某种不符合要求的行为或不良绩效可能引起的后果,使下属行为符合要求的过程。如预先使下属知道迟到要扣奖金,为避免扣奖金而准时上班。③惩罚,即在坏行为发生后,给予某些不利后果,使该坏行为减少或消除的过程。如工作中出现错误,施以警告、记过、批评、降职等惩罚,目的在于杜绝以后出现类似情况。④自然消退,即某一行为出现后,不给予任何形式的反馈,久而久之该行为被判无价值而被终止或降低出现可能性的过程。如护士长对经常打小报告,背后说人坏话的护士,先不予理睬,等待其行为消退,若不奏效,再适当地应用惩罚。以上四种强化类型中,正强化和负强化是增强某种行为的方法,惩罚和自然消退是削弱或减少某种行为的方法。

(2)强化理论在护理管理中的应用 ①正强化与惩罚相结合。对正确的行为、有成绩的护理个体或群体,应给予适当的奖励,使其感受到自己的努力与成绩得到了肯定,从而更努力地工作,并能使周围的人学有目标。对不良行为,应酌情给予惩罚,使受罚者吸取教训,对周围的人产生社会心理影响。②以正强化为主,使用科学。负强化、惩罚和自然消退都属于消极的行为改变手段,易使护理人员产生抵触情绪,从长远来讲不利于组织目标的实现。因此,要以正强化为主,引导护士的正性情绪,激励护士的行为朝向组织目标。

2.归因理论 归因理论由美国心理学家伯纳德·韦纳于1974年提出,主要研究人们行为活动的因果关系。它包括两个方面:一是把行为归因为外界原因还是内部原因;二是人们获得成功或遭受失败的归因倾向。

(1)归因理论的主要观点 该理论认为,任何行为的发生或多或少与人们本身的内部原因或外界原因有关,并将成功与失败归因于四种可能:能力(稳定的内部因素)、努力(不稳定的内部因素)、任务难度(稳定的外部因素)、机遇(不稳定的外部因素)。

成功与失败的归因,对以后的工作态度和积极性有很大的影响。将成功归因于能力强,会增加个人信心和工作胜任感;将成功归因于个人努力,会激发人的工作积极性;将失败归因于个人能力不足或工作难度太大,会使人产生不胜任感,丧失工作信心;将失败归因于努力不够,会使人产生羞愧感而努力工作。

(2)归因理论在护理管理中的应用 ①及时了解护理人员对自身行为的归因情况,掌握态度和行为方向;②引导护理人员将成功归因于自身能力和自己的努力,而不是靠运气或任务难度不大,以增强自信心,调动工作积极性;③引导护理人员将失败归因于机遇不佳或努力不够,可在防止失去信心的同时,鞭策他们为下次更好地完成任务做出最大的努力。

学习任务6.4 · 授 权

一、授权的概念

授权是指在不影响个人原来工作责任的情形下,将自己的某些责任分派给另一个人,并给予执行过程中所需要的职务上的权力。授权的实质是让别人去做原本属于自己的事情,自身仍有监督和最终的责任。授权的全部内涵和奥妙是"做什么""让谁做""怎么做得更好"。如护士长授权办公室护士管理麻醉药品,护士授权实习护生去测量病人的生命体征等。

二、授权的原则

1.视能授权原则 这是授权最根本的一条原则。授权前,领导者要根据工作任务的性质、难度,充分考虑被授权者的才能和知识水平,将任务授予最合适的人。一旦发现被授权者不能胜任,应及时收回授权。

2.责权对等原则 授权时领导者要充分交代,使被授权者明确任务目标及权责范围,避免推卸责任。责、权、利的一致性表现在保证下属在其位、谋其政、行其权、尽其责、得其利、罚其过。

3.授权有度原则 领导者授什么权、授多大的权必须有一定的限度,超出这个限度,授出的权要么无效,要么达不到目的。能力高者,承担的责任大些,授予的权限也应大些;能力低者,权限受限,不可盲目机械地硬性授权。

4.单一逐级原则 所谓"单一",就是被授权者只能接受一个领导者授予的职责和权力,不能同时接受几个领导者的授权。所谓"逐级",就是领导者只能对直接下属授权,绝不能越级授权。

5.相互信赖原则 领导者一旦授之以权,就要充分信任,做到用人不疑。授权是否有效,在很大程度上取决于对下属的信任程度。要充分信任下属,放手让下属工作,避免想授权又不敢授权,授权后又干涉、授权后又收回等情况,这些都是不信任的表现。

6.适当控制原则 适当控制不是指在授权后不断地检查工作,而是指领导者依据下属职权范围,在充分授权的同时,必须对所授之权实施有效的指导、控制和监督,真正做到权力能放、能控、能收。

三、授权的步骤

1.明确什么工作可以授权 专家认为,主管80%的工作都是可以授权的,他只需做事关组织命运和前途的20%的工作即可。一般情况下,能够授权的有日常事务性工作、重复性工作、具体业务工作、专业技术性工作、一般性的接待等;应保留的权力有事关本部门的重大决策权、直接下属和关键部门的人事任免权、危机问题、对下属工作的监督和协调权、直接下属的奖罚权以及上级领导者要求亲自处理的事情。

2.选择授权者 在用人授权时,领导者应对组织成员的能力和意愿进行分析,并充分考虑被授权者对该项工作的能力和意愿,依此来决定是否授权、如何授权(图6-7)。通常,授权对象应

能力高、意愿低 (激励)	能力高、意愿高 (授权)
能力低、意愿低 (放弃)	能力低、意愿高 (培养后授权)

图6-7　决定是否授权图

具有高尚的职业道德,善于灵活机智地完成任务,有创新能力及集体合作精神,头脑敏锐,精通业务。如护士长授予理论扎实、技能超群且教导有方的护士主管护理教学和培训,授予工作严格认真、责任心强的护士主管护理质量控制,授予思维敏捷、科研意识强的护士分管护理科研等。

3.陈述与布置工作任务 必须向被授权者制定明确无误

的任务目标,说明授权的范围和限度,任务截止日期和验收标准,以及期望的成果,目标要尽可能量化,切实可行。

4.为被授权者排除工作障碍 授权前,预先采取相关的防范措施,有技巧地提醒被授权者工作过程中可能遇到的困难,使其有充分的心理准备。授权时,应充分考虑授权的原则,按原则授权,并帮助被授权者建立畅通的沟通渠道,利于反馈。授权后,需进行必要的控制。

5.检查与监督 按预先制定的标准对工作进度和结果进行检查与监督,肯定成绩,指出需要改进的地方,并将评价、验收结果与奖罚、晋升、提职、扩大授权等挂钩。

四、授权的方法

1.充分授权法 领导者将完成任务所必需的组织资源完全交给下属,并允许下属决定行动的方案。此种授权法可极大地发挥下属的积极性、主动性和创造性,并能减轻领导者不必要的工作负担,通常用于工作重要性较低,工作完成效果对全局影响不大的任务。

2.不充分授权法 实施前,领导者要求下属对该项工作进行深入细致的调查,提出解决问题的全部可能的方案,或提出一整套完整的行动计划,经过授权者的选择审核、统一认识后批准执行,并将执行中的部分权力授予下属。对于不符合充分授权条件、重要程度较高的工作可采用此法授权。

3.弹性授权法 领导者面对复杂的工作任务或对下属的能力、水平无充分把握,或环境条件多变时,采用弹性授权法。在运用这种方法时,领导者可以根据实际需要,对授权的范围和时间予以变动。授权变动时,领导者要给予下属合理的解释,以取得理解。

4.制约授权法 领导者的管理跨度大,任务繁重,精力不足时,可将某项任务分解成两个或若干个部分,分别授权不同的个人或部门,并使之互相制约,可以有效地防止工作中的疏漏。

5.逐渐授权法 授权前需对下属严格考核,当领导者对下属的品德和才能不完全了解时就可以逐步授权,先在小范围内授权,根据工作成效逐步扩大,避免失误造成较大的损失。

按照何种方法授权,取决于当时的综合情况和工作的急缓程度,这需要领导者因时因地考虑。但无论何种情况,领导者授权以后,同样要承担最终责任,若下属不能履行职责,应将权力收回。

五、授权的注意事项

1.授权规范化 ①将下属需要的职、权、责、利规范化、制度化,既保持相对的稳定,又要根据形势的变化和工作的需要适当调整;②保证授权内容的合理与明确,使下属明白该做什么、不该做什么、在什么时限内完成;③不要授予超越下属能力的权力;④避免重复授权。

2.选择合适的授权对象,并充分调动其积极性 被授权对象应该在品行方面信得过,有积极热情的态度,敢于付出,敢于承担责任,同时具备真才实学。授权后领导者要引导被授权者树立上下级共同负责的观念,鼓励其大胆用权,充分发挥自己的能动性,积极主动地工作。

3.保持沟通渠道畅通 授权后要及时监督、指导、反馈下属的工作状况,保证信息传递渠道通畅,使下属明确要求、责任和权力范围,上级能及时得到下属的意见和想法,使工作顺利开展。

4.积极承担责任 授权不等于推卸责任,在充分信任下属的基础上勇于承担责任,解除下属的后顾之忧,才能让下属放心大胆地工作。

学习任务6.5 决 策

决策是管理活动的核心,贯穿于管理过程的每一个环节,其质量的好坏对管理工作的效率和效果有着不容忽视的影响作用。决策是各级护理领导者最重要的工作之一,决策是否科学及时,直接关系到护理事业的兴衰成败。

一、决策的概念

决策是指组织或个人为了解决当前或未来可能发生的问题,从确定行动目标到拟订、论证、选择和实施方案的整个活动过程。这一概念包括三层含义:①决策是一种自觉的、有目标的活动;②决策贯穿于管理的整个过程;③决策必然伴随某种行动,是决策者遵循客观规律与外部环境、内部条件进行某种交互作用的过程。

二、决策的类型

(一)按决策的重要性划分

1.战略决策 战略决策是指确定组织的发展方向和长期目标等有关重大问题的决策,具有全局性、长期性与战略性,它是关系到组织生存和发展的根本性决策。常由高层领导者做出,如医院机构改革计划、医院十年发展规划等。

2.战术决策 战术决策是指为完成战略决策所规定的目标而制定的,在未来较短的一段时间内的具体行动方案,它是为战略决策服务的,是实现战略决策的手段和环节。常由基层领导者做出,如医院护理质量控制、护理人力资源配置等。

(二)按照决策的主体划分

1.个人决策 个人决策是由领导者个人所做的决策,其效果受决策者个人经验、价值观、专业知识、技术及自信心等因素影响。适用于日常事务性决策和程序化决策。

2.集体决策 集体决策又称团体决策,是由领导者集体或多人通过研究、讨论做出的决策,可以避免个人决策时出现的主观偏见,提高决策的质量。适用于所有决策,尤其是重大问题的决策。

(三)按决策的重复性划分

1.程序化决策 程序化决策又称常规决策,是经常重复出现的例行决策,这种决策可以按既定的程序、模式和标准做出,解决重复性的问题。越是基层领导者,程序化决策所占比重越大。

2.非程序化决策 非程序化决策又称非常规决策,指涉及面广、偶然性大、不定因素多、无先例可循、无既定程序可依的决策,其成败与决策者的经验、学识、创造力有关,也受决策者主观性和随意性影响。如护理领导者遇到突发性抢救事件时,对护理人员的紧急调配。

(四)按决策条件的确定性划分

1.确定型决策 确定型决策是指决策者可以得到制定决策所需要的全部信息,面临的是稳定可控的环境或条件,每个方案只有一个确定的结果,领导者可以采用最优原则选择出最优方案。这是一种完美的理想化的决策。

2.风险型决策 风险型决策是指决策者对问题的性质有一定的了解,对环境条件、影响因素不能预先确知,每种方案都有风险性,但可凭借知识、经验及查找历史资料推断各种方案结果的概率。决策者需要周密考虑,并备好多种应对措施,以防可能发生的不测。

3.不确定型决策 不确定型决策是指决策者不能预先确知环境条件、影响因素,对决策方案可能会出现的发展状态及结果的概率无法估计,成功概率无法衡量的决策。决策者应广泛收集各种信息资料,运用各种方案灵活应变。

三、决策的原则

1.信息准确原则 准确、完备的信息是科学决策的基础。决策的正确性、科学性与信息的质量、数量是成正比的。当今社会向信息化发展,决策者必须在全面正确掌握各类信息后做出决策,切忌"拍脑袋""闭门造车"式的决策。

2.科学可行原则 决策必须是可行的,这是衡量决策正确性的标志。要使决策科学可行,必须充分考虑决策实施的主客观条件、可能出现的变化,并预测决策实施后的影响。决策实施的主客观条件包括两个方面:一是所需要的人、财、物及科学技术等,是决策实施的必要条件;二是所需要的环境条件,包括国内外政治环境、社会公众的心理状态等,是决策实施的影响因素。决策前需要周密评估、审慎论证,切忌片面强调需要、单纯考虑有利因素或不利因素的决策。

3.对比择优原则 正确的决策,必须建立在对多种方案的对比之上。只有充分比较,权衡各自利弊,才能从中择优。因此,应制订两种以上的方案,以便从多种方案中选择出最优方案。

4.民主决策原则 为克服决策者在知识和经验方面的局限性,通常采用集体决策,充分发挥集体的聪明才智,集思广益。在集体决策中,要正确处理好集权和分权、集中和民主的关系,充分发扬民主作风,调动决策参与者及执行者的积极性和创造性。

5.反馈原则 决策运行过程中会出现一些偏差,决策者要动态地追踪决策执行情况,时刻评价与反馈,及时修正决策方案,防止偏倚。

四、决策的步骤

决策是一个全过程的概念,是人们从发现问题到解决问题整个过程中的科学实践活动,通常包括以下 7 个步骤(图6-8)。

1.发现问题 发现问题是科学决策的前提,是确定目标的基础。所谓问题,就指现状与目标之间的差距。决策者在全面调查研究、系统收集信息的基础上发现问题,抓住问题的关键。如某

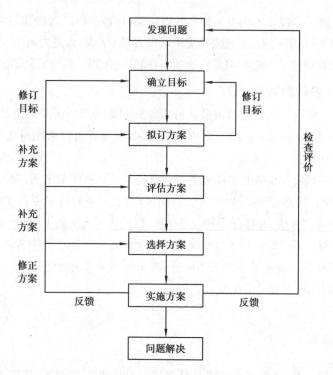

图 6-8　决策的基本步骤

科室护理人员不足、工作繁重、护理质量下降,领导者将目前的护理质量与国家卫生健康委员会、卫生厅要求的标准进行比较。问题的识别,还受组织文化、现有信息和决策者的经验、感知、注意力、情感等影响。

2.确定目标　目标是决策所要达到的预期结果。明确的目标是有效决策的前提。有效的目标应当含义明确,有责任人和可操作性的指标,并切合实际。

3.拟订方案　目标明确以后,就应拟订实现目标的各种备选方案。多方案比较是科学决策的基础。常用拟订方案的途径有两条:一是经验,来自决策者的直接经验或他人的间接经验;二是创造,充分发挥创造力,拟订一个独到、新颖、适应未来发展趋势的方案。

4.评估方案　评估方案是指对方案进行分析或论证,以利决策者挑选最有效、最满意的解决问题的方案。评估的内容有:①方案实施的可行性,包括是否具备实施的条件,准备这些条件需付出的成本等;②方案实施可能带来的影响,包括长期的与短期的、有形的与无形的、好的与坏的等;③方案实施的风险。应权衡比较各种方案,排列优劣顺序,为选择方案做好准备。

5.选择方案　选择方案是决策的核心。在各备选方案中,经过反复对比、筛选,最后选出一套最优的最满意的方案,选出的方案应符合全局性、适宜性、经济性标准。对于风险型决策,由于具有不确定性的特征,还应符合动态性标准。

6.实施方案　实施方案是决策过程中至关重要的一个环节,也是最困难的一步。为确保决策的顺利实施,应做到:①做好实施的组织工作,有时还须在全面推行前进行局部试点;②做好思想动员,并解释、说明和宣传方案实施的目的、意义、原则、方法和要求等;③对实施方案的过程进行及时有效的控制和监督,及时发现问题,纠正偏差。

7.检查评价　这是决策的最后一步,但同时也应贯穿于决策实施的全过程。通过检查评价,及时发现偏差,及时采取措施进行控制,从而确保决策目标的顺利实现。检查评价的结果有两种:一是与决策目标一致,不存在偏差;二是与决策目标不一致,存在偏差。

五、决策的方法

在决策的实践中,由于决策对象和决策内容的不同,产生了不同的决策方法,归纳起来可以分为两类,即定性决策方法和定量决策方法。定量决策方法需要运用数学和其他分析技术建立表现数量关系的数学模型,计算方法比较复杂。下面仅介绍定性决策方法,常用的有以下四种。

1.互动群体法 互动群体法是指通过召开会议的形式,让成员面对面地相互启发,从而获得决策意见和观点的方法。这种方法最为简单,在日常管理中应用最多。

2.头脑风暴法 头脑风暴法也称思维共振法,由英国心理学家奥斯本创立,是较常用的集体决策方法。其原则是鼓励一切有创见的思想,禁止任何批评。方法是将对解决某一问题感兴趣的人集合在一起,围桌而坐,先由决策者阐明问题,然后群体成员在完全不受约束的情况下畅所欲言,提出尽可能多的方案。不允许任何批评,并记录所有方案,再进行讨论和分析。最适合于比较单一、明确的问题,对于较复杂、因素众多、牵涉面广的问题,则不宜采用此法。

3.德尔菲法 德尔菲法又称专家意见法,由美国兰德公司于1969年提出。执行的前提是要求参加决策的成员都是专家或内行,专家之间不得互相讨论。实施步骤:①确定问题,设计解决问题的问卷;②每一位专家独立完成第一组问卷;③由领导者收集问卷,整理专家的意见,将结果汇总;④将汇总的结果复制并反馈给各位专家;⑤在分析第一轮结果的基础上,再次请专家提出自己的见解;⑥重复④、⑤步骤,直到意见基本一致。适用于重大复杂问题的决策,不用于日常事务的决策。优点:避免面对面的争论以及崇拜权威、服从权威导致抑制创造性思维,能使参与决策者畅所欲言,有利于表达意见和看法,从而产生有价值的方案。缺点:决策的时间过长,信息处理工作量太大,且不利于直接交流。

4.名义集体决策法 名义集体决策法的特点是小组成员独立思考,互不通气和协商,小组只是名义上的。实施步骤:①召开群体会议,组织者把要解决的问题告诉参与者;②所有成员独立思考,写出自己的意见;③将想法提交给群体;④成员按次序逐个公开说明自己的想法,在全体成员阐述完之前不做讨论;⑤开始讨论,鼓励对各种想法做出评价;⑥每位成员独立把各种想法排序,综合排序最高的想法就是该次的决策方案。这一方法的优点是鼓励成员独立思考,防止屈从于压力。

🔖 **知识拓展**

1.领导艺术 领导艺术是指在领导的方式方法上表现出的创造性和有效性。一方面是创造性,是真善美在领导活动中的自由创造。"真"是要把握规律,在规律中创造升华,升华到艺术境界;"善"是要符合政治理念;"美"是领导要使人愉悦、舒畅。另一方面是有效性,领导实践活动是检验领导艺术的唯一标准。主要包括决策的艺术、创新的艺术、应变的艺术、指挥的艺术、抓总的艺术、统筹的艺术、协调的艺术、授权的艺术、用人的艺术、激励的艺术。

2.领导之十诫

(1)成功的组织变革通常是一个耗时而且极端复杂的八步流程,并非一蹴可至。经理人如果想投机取巧跳过一些步骤,或者不遵守应有的顺序,成功的机会是非常微小的。

(2)虽然变革牵涉到复杂且多步骤的流程,高效率的经理人总是能够随着环境调整关键行动以达到变革的目的。缺乏对环境变化的敏感度以及一招半式闯天下的心态,通常是造成失败的原因。

(3)许多受20世纪历史以及文化影响的人(包括有能力、用意善良的经理人),常常在处理重大的变革时犯下可预见的错误。

(4)领导不同于管理,成功变革的驱动力来自领导而非管理。缺少了领导,错误产生的比率将大增而成功的概率则会大幅下降,结果并不会因为变革的概念构架(如新策略、再造工程、组织再造、品质计量以及文化变革等)而有不同。

(5)由于变革的概率大增,领导在管理工作中逐渐占有重要的分量。然而,多数位居权力枢纽的经理没有领悟这层重要的观察。

(6)管理工作渐渐被视为计量安排与远景的综合体,因此管理者将通过科层关系和复杂的人际关系实践远景。

(7)管理倾向在正式组织阶层中运作,领导则不然。当变革牵涉到打破组织藩篱、减少组织层级、增加委外服务以及提高领导能力的需求时,管理工作将把人们置于更复杂的人际关系中。

(8)由于管理工作逐渐成为一项领导任务,而领导人通过复杂的人际互赖关系达成目的,因此管理工作渐渐成为依赖他人而非权力施展的游戏。

(9)当我们试图从网络与依赖而非阶层与正式授权的角度思考管理工作时,各种有趣的推论将纷至沓来。一些在传统观念上人们认为怪异且不合宜的想法,如"管理"上司的想法,一下子突然变成重要的思维了。

(10)管理或领导人的日常作息极少符合一般人对管理人、英雄式领导人或高阶主管的刻板印象,这个事实容易造成管理工作者或新进员工的混淆。然而,当我们将工作的多元性(包括管理及领导)、工作的困难度(包括维持与变革)以及管理范围内的人际关系复杂度(远超过正式的科层关系)纳入考虑时,他们的日常管理行为便不难理解了。

3.相关专业词汇中英文对照

(1) leadership	领导
(2) power	影响力
(3) authority power	权力性影响力
(4) non-authority power	非权力性影响力
(5) trait theory	领导特质理论
(6) contingency theory	权变理论或情境理论
(7) situational theory	情境领导理论
(8) motivation	激励
(9) content motivation theory	内容型激励理论
(10) motivation theory of process	过程型激励理论
(11) behavior modification theory	行为改造型激励理论
(12) delegation	授权
(13) strategic decision making	战略决策

(14) tactical decision making 　　　　　战术决策

(15) individual decision making 　　　　个人决策

(16) group decision making 　　　　　　集体决策

(17) procedural decision making 　　　　程序化决策

(18) non-procedural decision making 　　非程序化决策

(19) certain decision making 　　　　　　确定型决策

(20) risk decision making 　　　　　　　风险型决策

(21) uncertain decision making 　　　　　不确定型决策

(22) interacting group technique 　　　　互动群体法

(23) brain stroming 　　　　　　　　　　头脑风暴法

(24) delphi technique 　　　　　　　　　德尔菲法

(25) nominal group technique 　　　　　名义集体决策

━━

内 容 小 结

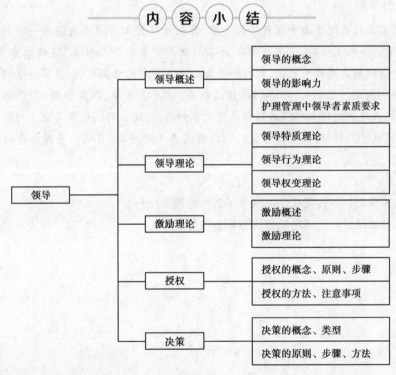

领导 ┬ 领导概述 ┬ 领导的概念
　　│　　　　├ 领导的影响力
　　│　　　　└ 护理管理中领导者素质要求
　　├ 领导理论 ┬ 领导特质理论
　　│　　　　├ 领导行为理论
　　│　　　　└ 领导权变理论
　　├ 激励理论 ┬ 激励概述
　　│　　　　└ 激励理论
　　├ 授权 ┬ 授权的概念、原则、步骤
　　│　　　└ 授权的方法、注意事项
　　└ 决策 ┬ 决策的概念、类型
　　　　　　└ 决策的原则、步骤、方法

 思考与训练

一、单选题

1.根据领导行为四分图理论,对新上岗的护士最适宜采用的领导方式是( )。

A.高任务,高关心人 　　　　　　　B.高任务,低关心人

C.低任务,高关心人 　　　　　　　D.低任务,低关心人

2.领导者非权力性影响力的特点是( )。

A.由外界赋予的影响力　　　　　　B.具有强迫性和不可抗拒性

C.影响力广泛而持久　　　　　　　D.随职位升高而增强

3.激励的起点是(　　)。

A.需要　　　　　　B.动机　　　　　　C.行为　　　　　　D.信念

4.以下哪项不属于赫茨伯格双因素理论中的保健因素?(　　)

A.工资水平　　　B.工作的成就感　　C.工作环境　　　D.福利待遇

5.根据权变领导理论,对比较成熟的护士最适宜采取的领导方式是(　　)。

A.命令式　　　　　B.说服式　　　　　C.参与式　　　　　D.授权式

二、简答题

1.勒温的领导方式论将领导行为归纳为哪些类型?各类型的特点是什么?

2.授权时的注意事项有哪些?

3.决策过程中需要遵循的原则有哪些?

三、案例分析题

小张三年前担任医院感染管理科科长一职,其他4位员工分别来自临床一线的医疗、护理、检验、药剂科室。小张上任后,首先了解了员工的业务专长和个人特点,明确划分了工作责任。他在工作中十分强调沟通的重要性,积极倡导与临床各科室的协调配合,并且一直提倡和鼓励利用创新思路解决问题。几年来,该部门工作绩效高,学习能力强,凝聚力强,工作满意度高。然而,最近小张越来越感觉到本部门的创新氛围大不如从前,现在部门的4名员工对本职工作都非常熟悉,工作完成情况较好,但是就感觉到他们都有点不思进取,自满的态度在平时的交谈中表露无遗。

思考:

1.小张在工作之初如何高效能地领导了医院感染管理科?

2.科室现在出现了什么问题?你认为该如何解决?

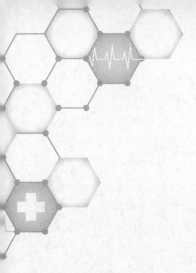

【故事引入】

蝴蝶效应：一只南美洲亚马孙河流域热带雨林中的蝴蝶，偶尔扇动几下翅膀，可以在两周以后引起美国得克萨斯州的一场龙卷风。其原因就是蝴蝶扇动翅膀的运动，导致身边的空气系统发生变化，并产生微弱的气流，而微弱气流的产生又会引起四周空气或其他系统产生相应的变化，由此引起一个连锁反应，最终导致其他系统的极大变化。这是美国气象学家爱德华·罗伦兹在1963年提出的蝴蝶效应。

思考：

蝴蝶效应给了我们什么启示？

分析：

"蝴蝶效应"之所以令人着迷、令人激动、发人深省，不但在于其大胆的想象和迷人的美学色彩，更在于其深刻的科学内涵和内在的哲学魅力。看似微不足道的细小变化，却能以某种方式对社会产生微妙的影响，甚至影响整个社会系统的正常运行。细节决定成败，所以我们在管理中要关注细节，防微杜渐，注重关联，控制全局。

项目 7 控　制

📖【学习目标】

1.掌握控制、护理质量管理、PDCA 循环的概念；护理评价的内容和预防护理缺陷管理。

2.熟悉控制在护理管理中的应用；PDCA 循环管理的方法；护理质量评价的方式。

3.了解控制的各种分类方法及控制技术；护理质量管理的特点；护理业务技术管理的内容；护理质量评价的结果分析。

控制是管理的重要职能之一，组织开展活动，由于受内外条件变化的影响及认识问题、解决问题能力的限制，实际执行情况很难与预定目标完全一致。组织的各项活动要按预定的计划进行，确定的目标要按预定的要求实现，就必须进行控制。控制与管理是两个不同的概念。有人把控制与管理混同起来，认为管理就是控制，如把质量管理称为质量控制，把宏观经济管理称为宏观经济控制等，这种看法是不全面的，因为管理具有更加广泛的内涵，而控制仅仅是管理活动的一种形式，同其他管理职能相比，它有不同的性质、内容和方法。

学习任务 7.1　控制概述

一、控制的概念和意义

（一）控制的概念

控制是"控制论"中的一个基本概念。控制论是 1948 年由美国生物学家、数学家诺伯特·维纳（Norbert Wiener）创立的，它是研究各种系统控制和调节的一般规律的科学。从管理学的角度来说，控制是指管理人员为保证下属的执行结果与计划相一致，对执行过程中出现的偏差采取纠正措施，以便实现预期目标，控制的目的是保证实现组织目标。

（二）控制的意义

1.控制是实现组织目标的重要保障　在管理活动中所制订的计划和目标是针对未来的，但内外环境和条件都在不断发生变化，由于受到管理者自身经验、知识、技能、素质等限制，制订计划和目标时不可能十分全面、准确；计划在执行中也会不断改变，甚至发生难以预料的情况。实行控制可以监督、检查计划的进行,及时发现偏差并分析产生的原因,准确纠正偏差;或修正计划、目标;或重新制定新的控制标准来保证顺利实现组织目标。管理的最终目的,就是实现组织目标。因此,为了达成组织目标,实现全程控制是非常必要的。

2.控制在管理的基本职能中起关键作用　在管理的五个基本职能(计划、组织、人员配备、领导、控制)中,控制是有效管理循环中的最后一环,具有监视各项活动,保证组织计划与实际运行状况动态适应的管理职能。它与计划、组织、领导职能紧密结合,不仅是计划实施的保证,同时也能维持管理活动中其他职能的正确活动,而且在必要时可以改变其他职能的运行,并且组织成员工作成效评价的有效性也与控制工作的质量直接相关。因此,控制在管理的五项职能中起关键作用。

二、控制的类型

(一)按控制的手段划分

1.直接控制　直接控制是指被管理者(被控对象)直接从管理者那里接受控制信息,或者说是管理者直接向被控对象发出控制信息,并适当地指导、监督、约束被控对象行为的一种控制形式。如护理部主任向护士长下达指令,直接约束护士长的行为,就是典型的直接控制。

2.间接控制　间接控制是指被控对象不是直接从管理者那里接受控制信息,而是从管理者制定的制度、政策、规则等规定中接受控制信息,进行自我调节、自我控制的一种控制形式。在护理活动中,护理管理者和各级护士间主要依靠这种规章制度、护理常规、操作流程及各种方针、政策等来指导并约束护理人员的思想和行为,所以护理管理以间接控制为主。这种控制有利于提高控制效率,使管理者超脱于大量琐碎事务之外,集中精力应对那些涉及全局的关键性问题和难以预料的意外情况。

(二)按控制的作用环节划分

1.前馈控制　前馈控制也称预先控制,是指在活动开始之前就对结果进行认真的估计、分析、预测,并采取相应的防范措施,使可能出现的偏差在事先就得以制止的控制方法。管理人员运用所获的最新信息,包括上一个控制循环中所产生的经验教训,反复预测可能出现的结果,并与计划要求相比较,必要时调整计划或控制影响,以确保计划目标实现。它克服了反馈控制因时间差造成损失的缺点,成为一种主动的、积极的、预防式的控制。在护理管理中,前馈控制称为基础质量控制,如急救物品完好率、预防护理差错事故预案等。

2.过程控制　过程控制也称同期控制、环节质量控制,是指在工作运行过程中,为了很好地完成计划目标,对正在进行的各种工作活动给予检查、指导、监督和纠正的控制方法。它有监督和指导两项主要职能。监督职能是指管理者按照预定的标准检查正在进行的工作来保证实现组织目标。指导职能是指管理者针对工作中出现的问题,根据相关的标准并结合自身的经验来指导被管理者改进工作,或与其共同分析原因,采取纠偏措施,使其能正确完成规定的工作任务,它是基层管理者采用的一种重要的控制方法。如护士长检查护士规章制度的落实情况、医嘱执行情况、护理文书书写情况等,均属于过程控制。

3.反馈控制　反馈控制也称后馈控制、终末质量控制,是指工作结束或行为发生之后,对计划的执行结果与控制标准进行比较,找出偏差,分析原因和对未来的影响,采取措施防止偏差发展或继续存在的控制方法。由于管理活动中的所有信息都可直接影响控制的结果,故反馈控制要求信息应及时、准确、灵敏。这种控制的致命缺陷在于控制发生在整个行动结束后,对出现的偏差已难以补偿,实际上是一种"亡羊补牢",其作用只能是防止偏差继续发展或作为改进下一次行动的依据。如护理部每月的病人满意度、一级护理合格率、压疮发生率、差错发生率分析等,均属于反馈控制。

此外,控制的类型按控制活动的性质,分为预防性控制和更正性控制;按控制业务范围,分为生产控制、质量控制、成本控制和资金控制;按控制的方式,分为正式组织控制、群体控制和自我控制等。控制的分类不是绝对的,有时一种控制可能同时属于几种类型。如制定各种护理技术操作规程和护理常规,属于预防性控制,也是间接控制,更是前馈控制。

三、控制的原则

1.与计划一致原则 计划是实现控制的依据,控制的本身也需要计划。控制的目的是要对实施的计划活动进行衡量、评价,及时发现偏差,采取纠正措施,确保如期实现计划和目标。计划制订得越详细、越明确、越可行,控制也就越容易执行。

2.客观控制原则 控制的主体是人,任何优秀的管理者也难免受到主、客观因素的影响。客观控制要做到:①克服两种心理,即优先效应和晕轮效应。优先效应是指"第一印象"效应,将第一印象看得更加重要,乃至影响以后对此人或事的评价;晕轮效应是指以点带面效应,也就是以人或事的一点而赞成或否认其全部。如人们常说的"情人眼里出西施"即属于晕轮效应。②建立客观、精确、恰当、有效的标准。控制的标准有定性标准或定量标准,但都必须是可考核和测定的。

3.控制关键点原则 在控制工作中,管理者不可能做到面面俱到,因为各部分、各环节、各因素在实现计划目标中的作用是不一样的,如果管理者关注每一个细节,既浪费时间、精力,还会出现"捡了芝麻丢了西瓜"的现象。因此,应重点注意那些薄弱环节和对工作目标影响大的关键环节。

4.灵活控制原则 在执行控制过程中,管理者有时会发现原定计划本身存在问题,如果继续执行计划,会造成重大损失或严重后果,这就需要利用控制的灵活性,及时修正计划,甚至重新确定目标,使计划符合客观实际。需要注意的是,灵活控制原则仅适用于计划实施异常时,不适用于计划施行正常的情况下。

5.及时控制原则 及时控制体现在两个方面,一是能及时将行动与计划进行比较,及时发现偏差;二是一旦发现偏差,能及时采取纠偏措施,避免事态恶化。及时发现偏差往往需要及时获取信息,并迅速报告。为了提高控制的效率,还需要从多种方案中选择最好的、最满意的方案进行及时控制,如适当调整工作计划、人员配备等。

四、控制的基本过程

控制是管理的基本职能之一,它本身就是一个过程,贯穿于管理活动的始终,具有一定的程序性,无论在什么组织中,也无论控制的对象是什么,其基本过程均包括了三个步骤(图7-1)。

(一)建立标准

标准是指评定实际工作或预想工作的测量单位或具体尺度。标准是控制的基础,确立标准

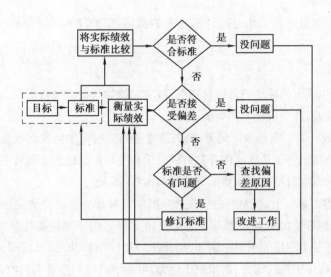

图 7-1　控制的基本过程

是控制的首要环节。这一过程包括以下三项工作。

1.确定控制对象　确立标准,首先应明确控制的对象是什么。管理者对影响组织目标实现的所有因素进行控制是不现实的,也是不经济的。控制对象通常为对组织目标实现有重大影响的因素,常见的有环境特点及其发展趋势、资源投入和活动过程。在这些因素中,哪些是控制的重点要根据具体情况而定。如对于工作成果较难衡量、工作过程难以标准化及程序化的高层管理活动,工作者的素质和技能是主要的控制对象;对于工作方法或程序较明确,工作方法或程序与预期工作成果关系较确定的常规性工作,工作过程则是主要的控制对象。

2.确定控制的关键点　良好的控制效果来源于正确控制关键点。确定时通常要考虑三个方面:①影响整个工作过程的关键事项;②在出现重大损失前显示出差异的关键事项;③能反映组织主要绩效水平,在时间和空间上分布均衡的关键事项。

在护理管理中,常见的控制关键点有:①制度,消毒隔离、查对、抢救、安全管理等制度;②护士,护理骨干、新上岗的护士、进修护士、实习护士以及近期遭遇重大生活事件的护士等;③病人,疑难危重病人、新入院病人、手术后病人、接受特殊检查和治疗的病人、有自杀倾向的病人等;④器材设备和药品,特殊耗材、监护仪器设备、急救器材与药品等;⑤部门,急诊科、手术室、供应室、监护室、产婴室、血液透析室等;⑥时间,交接班时间、节假日、午间、夜间、工作繁忙时等。

3.分解目标,确立控制标准　将计划中的目标分解为一系列具体可操作的控制标准,是确立标准的关键环节。标准的类型很多,可以是定量的,也可以是定性的。一般情况下,标准应尽量数字化和定量化,使标准便于考核,具有可操作性,如病室温湿度标准是定量标准。实在量化不了的或不宜量化的,要提出易操作的定性标准,如对病人的服务态度、病人对实施整体护理的满意度等,要提出便于操作的定性标准。

护理管理中常用的控制标准有:①行为标准,是指对护理人员规定的言行标准,如医德医风、服务用语、行为规范、仪表要求等;②质量标准,是指保证护理工作符合各种质量因素的标准,或是服务方面需达到的标准,如一级护理合格标准、消毒灭菌合格标准等;③时间标准,是指完成一定数量的护理操作或做好某一项护理工作所限定的时间,如护理操作中铺备用床的时间标准为7分钟;④程序标准,是指根据操作过程制定的流程标准,如口腔护理、吸痰等护理操作流程等;

⑤消耗标准，是指根据服务或工作过程计算出来的消耗，如护理人员进行晨间护理所消耗的时数、材料的核算。

（二）衡量绩效

衡量绩效是指用确定的标准衡量执行情况，把实际绩效与标准进行比较，对工作做出客观评价，以便从中发现偏差，并分析偏差产生的原因。

1.衡量实际绩效 对于衡量实际绩效而言，最重要的问题是如何及时收集各种可靠、实用的信息，并将其及时传递给负责某项工作并且有权采取相关纠正措施的管理者手中。因此，在衡量工作中，确定衡量的内容以及选择衡量的方法是两大核心问题。

（1）衡量的内容 事实上，衡量的内容在管理者制定标准时就已经确定，即根据控制标准对照实际工作中与之相对应的要素。管理者应对决定实际工作好坏重要特征的所有要素进行衡量，避免只衡量那些易于测量的项目。例如，衡量护理程序执行情况，可按照护理程序五个步骤要求的标准从护理病历中查找记录；衡量护士行为，可按照岗位职责要求的内容和标准通过观察护士的执行情况获得信息等。

（2）衡量的方法 衡量的方法较多，常用的有：①观察，通过管理者的亲自观察、交谈，可获得真实而全面的信息，但易受时间、精力的限制。对基层工作人员进行绩效控制时尤为重要，如观察护理人员操作熟练程度、临床危重病人护理效果等。②报表和报告，是通过书面资料来了解工作情况的常用方法，此方法可节约管理者的时间。获取的信息是否全面有赖于报表和报告的质量。③抽样调查，从全部调查对象中抽取部分样本进行调查。④召开会议，通过各部门主管汇报工作及遇到的问题，有助于管理者了解各部门工作情况，以及加强各部门间的协作和沟通。⑤现象推断，对一些无法直接衡量的工作，可通过某些现象来推断。

在选取上述方法衡量实际绩效的同时，为保证所获取信息的有效性，还要注意以下几个方面：①信息的准确性，即所获取的信息能客观地反映事实，这是对信息最基本的要求；②信息的及时性，即信息的加工、检索和传递要及时，过分拖延的信息将会使衡量工作失去意义，从而影响整个控制工作的进行；③信息的可靠性，即要求信息在准确不因遗漏重要信息而造成误导；④信息的适用性，即应根据不同管理部门的不同要求提供不同种类、范围、内容、详细程度、精确性的信息。

2.将实际绩效与标准进行比较 衡量实际绩效的结果是获得了工作实际进行情况的信息，接下来就是分析衡量工作的结果了，即将实际绩效与标准进行比较。比较的结果有两种可能，一种是符合标准，不存在偏差，另一种是不符合标准，存在偏差。实际上并非与标准不符合的结果都被归结为偏差，往往有一个与标准稍有出入的范围。一般情况下，工作结果只要在这个范围内就不认为是出现了偏差。如护理技术操作合格率控制范围是 90%~95%，低于 90% 则不能接受。

若出现的偏差为标准不能接受，则表明出现了偏差。对于出现的偏差，需要找出出现问题的主要环节，这时可以用标准是否存在问题来衡量，出现的结果也有两种可能：一是如果标准不存在问题则一定是执行中出现了问题，二是标准本身存在问题。

若不是由于标准本身存在问题而出现的偏差，还有必要进一步分析偏差产生的原因，可从以下三个方面入手：①从管理者和被管理者自身查找。如制订的目标是否切合实际，规章制度是否完善，组织工作是否合理，管理人员是否合格，设备和技术条件是否完备等。②从控制系统外部环境中查找，看外部环境与预期的条件有什么变化，变化到何种程度，对内部因素的影响是什么。

③在分析内外因素的基础上找到主要原因，提出切实可行的纠正措施。

（三）纠正偏差

纠正偏差是控制工作的关键环节。根据上述偏差出现的两种可能，即计划执行中出现的问题和标准本身存在问题，纠正偏差的管理行动可以通过改进工作绩效或修订标准来实现。

1.改进工作 若分析衡量的结果表明，计划和标准均是切合实际的，问题出在工作本身，此时则应采取纠正行动来改进工作。这种纠正行动可以是组织中的任何管理活动，如管理方法的调整、组织结构的变动、附加的补救措施、人事方面的调整等。

按照行动效果的不同，可以把改进工作的行动分为两大类，即立即纠正行动和彻底纠正行动。前者是指发现问题后马上采取行动，力求以最快的速度纠正偏差，避免造成更大的损失，行动讲究结果的时效性；后者是指发现问题后通过对问题本质的分析，挖掘问题的根源，即弄清是如何产生的、为什么会产生，然后再从产生偏差的地方入手，力求永久性地清除偏差。可以说前者重点纠正的是偏差的结果，而后者重点纠正的是偏差的原因。在控制工作中，管理者应灵活地综合运用这两种行动方式。特别注意，不应满足于"救火式"的立即纠正行动，而应从原因出发，采取彻底纠正行动，杜绝偏差的再度发生。

2.修订标准 在某些情况下，偏差还有可能来自不切实际的标准。标准过高或过低，即使其他因素都发挥正常也难以避免偏差。发生的原因可能是当初计划工作的失误，也可能是计划的某些重要条件发生了改变等。如发现标准不切实际，管理者可以修订标准。但是管理者在做出修订标准的决定时，一定要非常谨慎，防止被以为是为不佳的工作绩效开脱。管理者应从控制的目的出发，仔细分析，确认标准的确不符合控制的要求时，才能做出修正的决定。不切实际的标准会给组织带来不利的影响，过高的、实现不了的标准会影响组织成员的士气，而过低的、轻易就能实现的标准又容易导致组织成员的懈怠情绪。

五、控制在护理管理中的应用

控制工作是管理的基本职能之一，它贯穿于护理管理工作的始终。在护理管理中，对护理风险、护理成本、护理质量、护理缺陷等实施全方位的控制尤为重要。下面主要介绍护理风险管理、护理成本控制。

（一）护理风险管理

1.护理风险管理的相关概念

（1）护理风险 护理风险是指在护理过程中不安全因素直接或间接导致病人死亡或伤残后果的可能性，除具有一般风险的特性外，还具有风险水平高、风险不确定性、风险复杂性、风险后果严重等特性。

（2）护理风险管理 护理风险管理是指对现有和潜在的护理风险的识别、评估、评价和处理，有组织、系统地消除或减少护理风险事件的发生，减少风险对病人和医院的危害及经济损失，以最低成本实现最大安全保障的科学管理方法。

2.护理风险管理的策略

（1）建立健全风险管理组织，实施以预防为主的安全管理理念 成立护理风险管理委员会、专职护理风险管理人员、科室护理风险管理小组三个层面的管理组织，切实做好三级护理风险管理,建立风险信息网络,及时发现护理安全隐患,把护理不安全事件的消极处理变为发生前的积极预防,是保证安全管理的重要策略。

(2)制定完善风险管理制度,对病人安全实施持续的监控　建立完善的护理风险预警制度和信息网络,抓好安全管理关键环节,对护理风险实现前瞻性管理和全程动态管理,将风险隐患消灭在萌芽中。

(3)构建安全文化,全面提升护理服务质量　安全文化是为了将职员、管理人员、顾客、供给人员及一般公众暴露于危险或有可能造成伤害的条件降低到最低限度的目的,从而建立起来的规范、任务、态度和习惯的集合。1998年英国心理学家Reason首次提出高风险行业安全文化的五个特征,即信息通畅、随时警惕、公正、灵活、不断学习。将安全文化理念运用于护理风险管理中,在日常工作中着力培养和影响护士对安全护理的信念和态度,以促进安全护理行为的养成。

(4)持续护理教育培训,提高风险防范意识与能力　护理风险管理的核心在于提高护理人员的素质,对在职护士进行持续护理教育与风险意识的培训,将已发生的风险事件作为最好的风险教育素材,向职工进行风险意识教育,吸取教训,防患于未然。医院应从职业道德和法律意识入手,加强风险防范与化解的教育,提高护士的法律意识及防范护理风险的能力,减少组织内部人为因素引发的护理风险事件。

(5)建立新型的护患关系,提高病人满意度　建立良好的护患关系和护理风险预告制度,维护病人知情同意权,并实施签字认可制度,使护患双方共同承担起生命和健康的风险,建立抵御风险的共同体,提高病人满意度。

(6)建立安全的医护服务系统,确保病人安全　绝大多数医疗护理缺陷并不是孤立的,往往是众多环节因素中的某个或几个发生改变所致,这既有系统的因素,也有个人的原因。因此,要预防和消除差错,有效的策略是对系统加以改进,设计并建立一个安全的医护服务系统。

(二)护理成本控制

1.护理成本控制的相关概念

(1)成本　成本是指生产、服务等过程中的生产资料和劳动消耗。它包括三个方面的含义:①成本是指消耗的物质资料、人力、时间及其他的服务量;②成本须以货币单位来衡量;③成本以衡量资源的使用量为目的。

(2)护理成本　护理成本是指在护理服务过程中所消耗的各项费用的综合,即为人群提供护理服务过程中所消耗的物化劳动和活劳动的货币价值。护理成本主要包括:①劳务费,包括护士的工资、奖金、福利、津贴等;②卫生业务费,是指维持护理业务所消耗的费用,包括水、电、煤、一般设备维修费、科研费、培训费及职工医疗费等;③固定资产折旧费,包括房屋、大型医疗仪器与设备、家具费等;④公务费,包括办公费、书报费、差旅费、公杂费等;⑤卫生材料费,如消毒用品、化学试剂、敷料及各种检查材料的消耗;⑥低值易消耗品费,是指能多次使用的消耗品,包括医用推车、轮椅、医用柜、治疗盘等小型医疗器械。

护理成本可分为直接护理成本和间接护理成本。直接护理成本是指在护理服务过程中所消耗的直接成本,包括材料的消耗、人员的工资和设备费用等;间接护理成本是指在护理服务过程中所消耗的间接成本,包括管理费、教育培训经费、业务费和共用设备费用等。

(3)护理成本管理　护理成本管理包括四个方面的内容:①编制护理预算,将有限的资源适当地分配给预期的或计划中的各项活动;②开展护理服务的合理测算,节约成本,提高病人得到的护理照顾的质量;③进行护理成本—效益分析,计算某种护理投入成本与期望产出之间的关系,帮助管理者判定医院花费所产生的利益,是否大于基金的投资成本;④开发应用护理管理信息系统,进行实时动态成本监测与控制。

(4)护理成本控制 护理成本控制是指按照既定的护理成本目标,对构成成本的一切耗费进行严格的计算、考核和监督,及时揭示偏差,并分析产生偏差的原因和及时采取有效纠偏措施,纠正不利差异,发展有利差异,使护理成本被限制在目标范围内的管理方法。

2.护理成本核算的方法 护理成本核算是指医疗机构把一定时间内发生的护理服务费用进行审核、记录、汇总、归集和分配,并计算护理服务总成本和单位成本的管理活动。常用的护理成本核算方法主要有以下几种。

(1)项目核算法 项目核算法是指以护理项目为对象,对其人力投入和材料耗费进行详细的综合评估,核算出护理项目所消耗成本的方法,也是我国护理成本核算常用的方法。如对一级护理病人每次床单位更换、口腔护理、预防褥疮护理这三项基础护理项目的成本进行分析。它既可为指定和调整护理收费标准提供可靠依据,也可为国家调整医院的补贴提供可靠参考,但是不能反映每一疾病的护理成本,不能反映不同严重程度疾病的护理成本。

(2)床日成本核算法 床日成本核算法是指将护理费用的核算包含在平均的床日成本中,护理成本与住院时间直接相关的一种成本核算方法。该方法未考虑护理等级及病人的特殊需求而导致的成本不同,不能反映病人具体的资源消耗情况。

(3)病人分类法 病人分类法是指以病人分类系统为基础测算护理需求或工作量的成本核算方法,是根据病人病情判断护理需要,计算护理点数及护理时数,来确定护理成本和收费标准。病人分类法通常包括两种:一是原型分类法,如我国医院采用的分级护理;二是因素型分类法,即根据病人需要及护理过程将护理成本因素分为 32 项,包括基本需要、病人病情评估、基本护理需求、治疗需求、饮食与排便、清洁翻身活动 6 类。

(4)病种分类法 病种分类法是指以病种为成本计算对象,归集与分配费用,计算出每一病种所需护理照顾成本的方法。可将全部病种按诊断、手术项目、住院时间、并发症和病人的年龄、性别分为 467 个病种,对同一病种组的任何病人,无论其实际住院费用是多少,均按统一的标准对医院补偿。

(5)综合法 综合法也称计算机辅助法,是指按综合病人分类法和病种分类法分类,应用计算机技术建立相应护理需求的标准来实施护理,以决定某种病人的护理成本。

(6)相对严重度测算法 相对严重度测算法是指将病人的严重程度与利用护理资源的情况相联系来计算所提供护理服务的成本,如应用治疗干预计分系统(TISS)评定、分析 ICU 的护理成本。

当前,我国护理成本核算管理的现状具有四大特点:护理成本意识淡薄、护理成本回收低于成本支出、护理人力资源配置不当、计算机网络自动化程序不完备,均制约着护理成本核算。

3.护理成本控制的步骤 护理成本控制是现代成本管理的重要环节,也是落实护理成本目标、实现护理成本计划的有利保证。一般包括以下四个步骤。

(1)根据制定额制订护理成本标准 护理成本标准是指对各项费用开支和资源消耗的定量指标,是护理成本控制和护理成本考核的依据。没有制订这个标准,就无法实施护理成本控制。

(2)实施标准 实施标准是指对护理成本的形成过程进行计算和监督。根据护理成本指标,审核护理工作中各项费用的开支和各种护理资源的消耗,并执行各项降低护理成本的技术措施,用以保证顺利实现护理成本计划。

(3)确定差异　核算护理工作中实际消耗脱离护理成本指标的差异,分析发生护理成本差异的程度与性质,找出造成差异的原因和确定责任归属。

(4)消除差异　组织护理人员挖掘护理工作中增产节能的潜力,提出降低护理成本的新措施或修订护理成本标准的建议。

4.降低护理成本的策略

(1)实施零缺陷护理管理　提倡一次把工作做对、做好,减少护理疏忽、缺陷、差错和事故的发生,积极主动防范护患纠纷,这是控制护理成本最为经济的方法。

(2)科学利用护理人力成本、做到合理编配、排班　一方面,护理管理者应根据年度病人护理级别平均数、工作总量以及适当考虑机动人员(如进修、培训、产假等影响因素)来科学合理地确定护理人员的编制数,可避免护理工作中人浮于事现象,减少工资、福利、公务费用等成本开支;另一方面,护理管理者须综合各人及各班次人员的业务技术水平、工作能力、年龄、职称等合理搭配排班,以保证护理工作质量,提高工作效率,促使护理人力成本产生高效低耗的效果,实现护理人力成本管理的最大效益。

(3)简化工作流程　了解组织中的各项问题,应用系统的技术及科学方法,逐步剖析现行的复杂工作流程,找出缺点,寻求更经济有效的方法与程序,以增进工作效率、降低成本。工作简化的方法有:①调整工作场所的布置,提高工作效率;②实行分层负责,缩短工作流程,通过消除无效工作、合并相关工作、改善工作地点、程序与方法等,缩短工作流程,减少人力、物力与时间的浪费,降低成本;③运用资讯系统及现代化电子工具代替人工,如医院管理系统、护理排班考勤信息系统、电子病历等。

(4)合理使用护理物力成本　建立健全相关护理规章制度:如请领、定期清点盘底、使用登记、交接等制度,做到零库存,严格控制直接服务所用药品、医用材料和各种低值易耗品的丢失、过期和损坏。针对仪器设备的管理应做到专管共用、定期检查和维修。

(5)做好收费管理,防止漏收费、多收费　①制定防止医疗费用漏收费、多收费的工作流程及管理制度,使护理人员工作后及时自我核对记账;②熟悉医保给付标准及各种收费标准、计费项目,以便正确记账;③加强护理人员对成本记账的观念,使其明确了解漏收费、多收费对医院运行成本的影响。

学习任务 7.2　护理质量管理

一、质量管理概述

(一)质量与质量管理的概念

1.质量　质量一词有狭义和广义之分。狭义的质量是指产品质量,广义的质量除产品质量外,还包括过程质量和工作质量。因此,可以说质量就是产品、过程或服务满足规定要求的优劣程度。

质量一般包含三层含义,即规定质量、要求质量和魅力质量。规定质量是指产品或服务达到预定标准;要求质量是指产品或服务的特性满足了顾客的要求;魅力质量是指产品或服务的特性远远超出顾客的期望。

2.质量管理 质量管理是指组织为使产品质量能满足不断更新的质量要求达到顾客满意而开展的策划、组织、实施、控制、检查、审核及改进等有关活动的总和。质量管理的核心是制定、实施和实现质量方针与目标,质量管理的主要形式有质量策划、质量控制、质量保证和质量改进,它是全面管理的一个中心环节。

(二)质量管理的发展历程

质量管理是随着管理学的发展而逐渐形成、发展和完善起来的。质量管理的发展促进了产品质量的提高,目前质量管理已发展成为一门新兴的学科,有一整套质量管理的理论和方法。质量管理的发展大致经历了以下三个阶段。

1.质量检验阶段 质量检验阶段是质量管理的早期阶段。20世纪初,在泰勒的科学管理理论的指导下,质量检验同产品的生产过程分离,使质量管理进入了质量检验阶段,即增加"专职检验"这一环节,将生产出的产品由专职人员进行检验,以判明计划执行情况是否与原定计划偏离,是否符合标准,故又被称为"事后检验"。质量检验方法的产生,解决了长期以来由操作人员自己制造产品、自己检验和管理产品质量的问题。但是,这种单纯依靠事后检验查找废品和返修废品来保证产品质量的方法,存在耗费成本高的弊端。

2.统计质量控制阶段 统计质量控制阶段始于20世纪40年代,因数理统计方法应用于质量管理而得名。随着生产力的发展,依靠事后检验不能满足大批量产品的质量控制,如何控制大批量产品的质量成为质量管理的一个突出问题。1924年,美国数理统计学家休哈特提出控制和预防缺陷的概念。与此同时,美国贝尔研究所提出关于抽样检验的概念及其实施方案,成为运用数理统计理论解决质量问题的先驱,但当时并未被普遍接受。第二次世界大战爆发后,许多民营公司转而生产军需品,而军需品大多属于破坏性检验,事后全检既不可能也不许可。美国国防部为解决这一难题,组织数理统计专家对质量管理方法进行改革,运用统计学分析的结果,对生产工序进行控制,使质量管理由"事后把关"转为对生产过程的检查和控制的"事先预防",将全数检查改为抽样检查,使质量管理水平得到较大的提高。统计质量控制的产生,杜绝了大批量不合格产品的产生,减少了不合格产品带来的损失。但是,它存在数理统计方法太深奥,以及过于强调统计质量控制方法而忽略了组织、计划等工作的问题。

3.全面质量管理阶段 全面质量管理(TQM)由美国学者费根姆于1961年在其出版的《全面质量管理》一书中首先提出。它起源于美国,后来在其他一些工业发达国家开始推行,尤其是日本的企业根据国情加以修改后付诸实践,取得了丰硕的成果,引起世界各国的瞩目,成为日本经济腾飞的重要原因之一。随后,全面质量管理理论和原理逐渐被世界各国所接受,成为20世纪管理科学最杰出的成就之一。

全面质量管理是指以向用户提供产品、优质服务为目的,组织内全体人员参与管理,综合利用先进的科学技术和管理方法,有效控制质量的全过程和各影响因素,最经济地保证和提高质量的科学管理方法。其基本理论和指导思想是把质量管理看成一个完整的系统,以向用户提供满意的产品和服务为目的,以系统中的各部门和全体人员为主体,以数理统计方法为基本手段,将整个管理过程和全体人员的全部活动都纳入提高质量的轨道,充分发挥专业技术和科学管理的作用,从而最经济地保证和提高质量。

全面质量管理坚持"四一切"和"一多样",即一切用数字说话,一切以预防为主,一切为用户服务,一切遵循 PDCA 循环,因地制宜地采取多样化的管理方法;强调"三全",即全面质量管理、全程质量管理、全员参与质量管理。该理论的创立和发展,使质量管理从单一角度转变为多角度、全方位的管理,无论在总体控制和深化程度上都达到了新的水平。

(三)质量管理的过程

1.质量策划 按照 ISO 9000 标准,质量策划是指确定质量以及采用质量体系要素的目标和要求的活动。质量策划包括:①管理和作业策划,即对实施质量体系进行准备,包括组织和安排;②服务策划,即对服务质量特性进行识别、分类和比较,并建立其目标、质量要求和约束条件;③编制质量计划和做出质量改进规定。质量策划是针对特定的项目、服务、产品或合同而进行的,策划要从人员、材料、设备、工艺、检验和生产进度、试验技术等全面考虑,策划的结果要采用质量计划这一文件表现形式来表达,如质量保证计划、质量管理计划。

2.质量控制 质量控制是指为达到质量要求所采取的贯穿于整个活动过程中的操作技术和监视活动。质量控制的目的在于以预防为主,通过采取预防措施来排除质量形成的各环节、各阶段产生问题的原因,以达到控制偏差和提高质量的目的。质量控制的具体实施主要是对影响产品质量的各因素、各环节制订相应的监控计划和程序,对发现的不合格情况和问题进行及时处理,并采取有效的纠正措施。

3.质量保证 质量保证是为了向服务对象提供足够的信任,表明组织能够满足质量要求,而在质量体系中实施并根据需要进行证实信任度的全部有计划的系统的活动。

质量保证分第一、第二、第三方保证。①第一方质量保证是指服务提供者或产品生产者的质量声明和自我质量保证,包括产品合格证书、质量等级证书、质量保证书、质量承诺书等;②第一方对第二方的质量保证是指服务提供者或产品生产者对特定顾客所做的特别质量保证,表现为合同中的质量条款和专门的质量合同(质量保证协议);③第三方质量保证是指社会上具有权威性的、客观公正的第三方(通常是专业或行业组织、独立检验机构、试验机构、质量认证机构),通过对产品进行检验、试验、测量,对产品的生产体系或服务体系进行检查、评审,对符合要求的出具有关文件(颁发证书),证明产品或体系符合某种规定的标准要求。

4.质量改进与持续改进 质量改进是指致力于增强满足质量要求的能力。质量改进涉及以下主要方面:①产品质量改进,包括老产品改进、新产品开发以及服务产品的改进;②过程质量改进,包括采用新技术、新方法、新材料、新设备、新工艺进行技术改造和技术革新,实施更严格、更科学的过程质量控制方法和手段;③体系质量改进,包括采用 ISO 9001 质量管理体系标准和借鉴其他管理体系标准;④增强质量保证能力,增强顾客满意,提升服务信誉和组织信誉,提高顾客满意度,培养顾客忠诚;⑤提高质量经济效益,包括降低质量成本和增强质量效益。

持续改进是指增强满足要求能力的循环活动。持续改进提示了质量改进不是一次性的活动,而是不间断的、长期的改进过程和活动,它不仅强调提高体系、过程及产品的有效性,同时还着眼于提高体系、过程及产品的效率。

✒ **管理名言**

质量并非意味着最佳,而是客户使用和售价的最佳。

——费根堡姆

标准不是决策的最终来源,客户满意才是。

——石川馨

质量是维护顾客忠诚的最好保证。

——杰克·韦尔奇

20 世纪是生产率的世纪,21 世纪是质量的世纪。

——约瑟夫·朱兰

质量问题与建立规章制度有关。没有必要的责任制度,质量难保证,这方面要很好地整顿。

——邓小平

二、护理质量管理概述

(一)护理质量管理的概念

护理质量管理是按照护理质量形成的基本过程和规律,对构成护理质量的各要素进行计划、组织、协调和控制,以保证护理服务达到规定的标准,满足和超越服务对象需要的活动过程。具体地说,就是通过建立完善的质量管理体系,要求各级护理人员层层负责,用现代科学管理方法,以最佳的技术、最短的时间、最低的成本,保证为病人提供最优质护理服务的过程。

(二)护理质量管理的特点

1.广泛性和综合性　护理质量管理的范围是极其广泛的,包括护理技术、制度管理、心理护理、健康教育、环境管理、生活管理质量等;同时,它还会受到物资供应、病人膳食质量、护生教学质量等因素的影响。因此,不应使护理质量管理的范围局限于临床护理质量管理,更不应该仅是单纯地执行医嘱的技术质量管理,为了实现对病人生命全过程的高质量护理,应对影响护理质量的多方面因素进行综合治理。

2.协同性与独立性　护理工作与各级医师的诊断、治疗、手术、抢救等医疗工作紧密配合,密不可分,同时与医技科室及后勤服务部门工作也有密切的联系。大量的护理质量问题与工作相关部门的协同操作、协调服务有关,需要加强协同管理。但是,护理又是一门独立的学科,护理质量不只是辅助性的质量问题,而且是有其相对独立性,即必须形成一个独立的质量管理系统。

3.程序性与连续性　护理质量是整个医院质量中一个大的环节质量,又可以分为若干个小的环节质量,即工作程序质量,如中心供应室的工作质量、手术病人的术前护理工作质量等。这些工作程序质量在护理质量管理中起到承上启下的作用,确保每一道工作程序的质量,即保证了大的护理质量。因此,护理部门各工作程序之间或护理部门与其他部门之间,都需要工作程序质量的连续性,必须加强连续的、全过程的管理。

(三)护理质量管理基本原则

1.以病人为中心原则　进行质量管理就是为了更好地满足顾客的需要。在医院,病人就是顾客,所以在进行质量管理时必须树立以病人为中心、一切从病人利益出发的思想,以最佳的护理工作状态尽最大努力满足病人的需要。为此,护理管理者必须时刻关注病人现存的和潜在的需求,以及对现有服务的满意程度,以此持续改进护理质量,最终达到满足并超越病人的期望,取得病人的信任,进而提升医院整体竞争实力。

2.全员参与原则 护理服务是护理人员劳动的结果,各级护理管理者和临床一线护理人员的态度与行为直接影响着护理质量。因此,护理管理者必须重视人的作用,对护理人员进行培训和开发,增强护理人员的质量意识,引导每一位护理人员自觉参与护理质量管理工作,充分发挥全体护理人员的主观能动性和创造性,不断提高护理质量。

3.基于事实的决策法原则 这是减少决策不当和避免决策失误的重要原则。护理管理者要对护理过程及服务进行测评和监控,如检查各项护理措施实施记录、护理差错事故报告表、病人和家属投诉表等,从中分析得到病人满意和(或)不满意情况,了解病人的期望要求,护理过程、护理服务的进展情况及变化趋势等,利用数据分析结果,结合过去的经验和直觉判断对护理质量体系进行评价,做出决策并采取行动。

4.过程管理原则 一个组织的质量管理体系就是对各种过程进行管理来实现的。对护理管理者来说,不仅要识别病人从来院就诊、住院到康复出院的全部服务过程,而且要对护理服务质量形成过程的全部影响因素进行管理及控制。不仅要注重终末质量管理,更要重视过程质量管理,把服务的目标放在满足并超越病人需求和期望上。如手术这一服务,应重点做好术前、术中和术后三个环节的控制与衔接,只有这样才能确保手术病人需求和期望得到满足。

5.系统管理原则 ISO 9000 标准强调系统作用,强调从医院整体上考虑问题。在护理质量管理中要用系统的观点去认识组织质量控制活动,对护理质量形成的整体过程、整体与要素之间关系以及相互联系的各种要素之间关系都要予以控制,追求整体功能提高。在实施控制时要保证信息反馈的有效运转,使护理管理活动更具有科学性、实用性。

6.持续改进原则 质量改进是质量管理的灵魂。要满足护理服务对象日益增长和不断变化的需求,必须遵循持续质量改进的原则。护理管理者和全体护理人员应对影响质量的因素具有敏锐的洞察能力、分析能力和反省能力,不断地发现问题、提出问题、解决问题,以达到持续质量改进的目的。

(四)护理质量管理的基本任务

1.建立护理质量管理体系,明确护理管理的职责 完善的质量管理体系是开展质量管理、实现质量方针、达到质量目标的重要保证。护理质量是在护理服务活动过程中逐步形成的,要使护理服务过程中影响质量的因素都处于受控状态,必须明确规定每一位护理人员在质量工作中的具体任务、职责和权限,建立完善的护理质量管理体系,才能有效地实施护理管理活动。保证服务质量的不断提高。

2.进行质量教育,强化质量意识 质量教育是质量管理的一项重要的基础工作,护理管理者应加强质量教育,不断强化质量意识,使每一位护理人员认识到自己在提高质量中的责任,明确提高质量对于整个社会、医院的重要作用,自觉地掌握和运用质量管理的方法和技术,提高管理水平和技术水平,不断地提高护理工作质量。

3.制定护理质量标准,规范护理行为 护理质量标准是护理质量管理的基础,也是规范护理行为的依据。没有标准,不仅质量管理无法进行,而且护理行为也没有遵循的准绳。因此,建立和完善质量标准是护理质量管理的一项基本任务和基础工作。

4.进行全面质量控制,持续改进护理质量 质量持续改进是质量管理的灵魂。只有对影响护理质量的各个要素、各个过程都进行全面质量控制,树立"第一次就把工作做好,做不好是不正常的,只能不断改进、追求卓越,不能安于现状"的意识,才能实现护理质量的持续改进。

(五)护理质量管理的方法

护理质量管理常用的方法有 PDCA 循环(也称"戴明循环")、DXTXA 模式、QUAC-ERS 模式、以单位为基础的护理质量保证模式和质量管理圈活动等。PDCA 循环由美国质量管理专家爱德华·戴明博士于 1954 年提出,又称"戴明循环",简称"戴明环"。它是按照计划(Plan)、实施(Do)、检查(Check)、处理(Action)四个阶段来进行质量管理,并循环不止进行下去的一种科学的质量管理方法。PDCA 循环是护理质量管理最基本的方法之一,以下重点介绍 PDCA 循环。

1.PDCA 循环的步骤 每一次 PDCA 循环共分为四个阶段八个步骤(图 7-2)。

(1)计划阶段 计划阶段主要是明确计划的目的性、必要性,制订质量方针、目标、措施和管理项目等计划活动。它包括以下四个步骤:①找问题,即调查分析质量现状,找出存在的质量问题,如病房管理查房就是搜集资料的过程;②找原因,即在搜集资料的基础上,找出各个薄弱环节,分析产生质量问题的原因;③找主要因素,即排列影响质量问题各因素的主次顺序,找出最主要的影响因素,为制订科学有效的计划、确定本次循环的管理目标奠定基础;④制订计划对策,即针对主要原因制订计划、对策,包括实施方案、预期效果、时间进度、责任部门、执行者和完成的方法等(计划的 5W1H 内容)。

(2)执行阶段 拟订的质量目标、计划措施落实到各个执行部门,并落实到人,组织质量计划和措施的实施。此为 PDCA 循环的第五步。

(3)检查阶段 检查质量计划实施情况。一方面,要边做边检查;另一方面,必须对每一项阶段性实施结果进行全面检查,衡量和考查所取得的效果,并注意发现新的问题。此为 PDCA 循环的第六步。

(4)处理阶段 对检查结果进行分析、评价和总结。此阶段分两个步骤进行:第七步把成果和经验纳入有关标准和规范之中,巩固已取得的成绩,防止不良结果再次发生;第八步把此次循环中遗留下来的质量问题或新发现的质量问题转入下一个 PDCA 循环,为制订下一轮循环计划提供资料。

2.PDCA 循环的特点

(1)循环往复 PDCA 循环的四个阶段是一个有机的整体,紧密衔接,周而复始,循环往复。一个循环结束了,解决了部分问题,可能还有未解决的问题,或者又出现了新的问题,再进行下一个 PDCA 循环,以此类推(图 7-3)。每一次循环即赋予新的内容,促使质量水平不断提高。

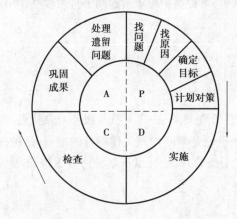

图 7-2 PDCA 循环八个步骤示意图

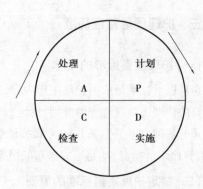

图 7-3 PDCA 循环四个阶段示意图

（2）大循环套小循环，相互促进　作为一种科学的管理方法，PDCA循环适用于各项管理工作和管理的各个环节。整个大系统要按PDCA循环开展工作，而各子系统、各环节也要按照PDCA循环展开工作，即各个环节、各个层次都有小的和更小的循环，直至个人。大循环要通过各子系统、各环节的小循环具体落实，各子系统、各环节的小循环要保证整体系统大循环的实现。大小PDCA循环把各部门的工作有机地联系在一起，彼此协调，相互促进（图7-4）。

（3）不断循环，不断提高　PDCA循环不是一种简单的周而复始，也不是同一水平上的循环。每循环一次，都要解决一些问题，接着又制订新的计划，开始在较高基础上的新循环。这种螺旋式的逐步提高，使管理工作从前一个水平上升到更高一个水平（图7-5）。

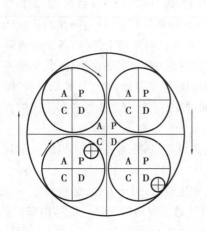

图7-4　PDCA大循环套小循环示意图

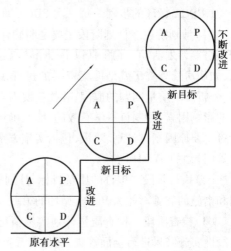

图7-5　PDCA循环上升示意图

（六）PDCA循环在护理管理中的应用

PDCA循环是一种科学、有效的管理方法。护理管理职能部门根据医院工作总目标。制订全院护理工作目标、总体规划和具体工作计划，各护理单元制订年计划、季计划、月计划、周重点。护理部按照所制订的计划要求对达标程度进行有目的的检查，所检查结果及时反馈给临床，并定期召开质量分析会找出影响护理质量的原因，纠正工作偏差，以便指导下一步工作。这种动态循环的管理办法就是全面质量管理在护理工作中的实施，对提高护理质量起到了持续改进作用。

三、护理质量管理标准

（一）护理质量标准的概念

护理质量标准是依据护理工作内容、特点、流程、管理要求、护理人员及服务对象特点、需求而制订的护理人员应遵守的准则、规定、程序和方法。它是判断护理工作质量的准则，是护理质量管理的基础。原卫生部1989年颁发的《综合医院分级管理标准（试行草案）》及2008年颁发的《医院管理评价指南》均是正式颁布的国家标准。

（二）制定护理质量标准的原则

1.以病人为中心的原则　医院中的顾客是病人，护理标准化管理的目的就是为病人提供优质的服务。"以病人为中心"的整体护理原则使护士从思维方式到工作方法均有了科学的、主动的、创造性的变化,在制定护理质量标准时应注意指导和不断促进这种变化。

2.预防为主的原则　护理工作对象是病人,任何疏忽、失误或处理不当,都会给病人造成不良或严重后果,要在总结护理工作正反两方面经验和教训的基础上,坚持以预防为主的原则制订标准和进行管理,防患于未然。

3.实事求是的原则　从客观实际出发,掌握医院目前护理质量水平与国内外护理质量水平的差距,根据现有人员、技术、设备、物资、时间、任务等条件,定出质量标准和具体指标,并通过规章制度、技术操作规程、岗位责任、工作程序等形式反映出来,使护理人员便于学习贯彻,通过完成具体指标达到总的目标。

4.数据化原则　没有数据就没有质量的概念。因此在制订护理质量标准时,要尽量用数据来表达。在充分调查研究的基础上,制订出定性与定量标准。

5.严肃性和相对稳定性原则　在制订各项质量标准时要有科学的依据和群众基础,一经审定,必须严肃认真地执行,凡强制性、指令性标准应真正成为质量管理法,其他规范性标准也应发挥其规范指导作用。同时,还要保持各项标准的相对稳定,不可朝令夕改。

(三)制定护理质量标准的步骤

1.确定标准项目　根据护理工作现状和当前的实际需要,确定需制订护理质量标准的项目,列出制订计划。

2.组成制订小组　选择熟悉相关理论与工作程序的资深专家,组成标准制订工作小组,全程负责。

3.调查研究,收集资料　调查国内外有关标准资料、标准对象的历史与现状以及有关科研成果、实践经验和技术数据的统计资料,征集标准使用部门、管理部门的意见和要求,进行分析、整理、归纳。

4.拟订初稿,讨论验证　在对资料综合分析的基础上,拟订标准的初稿。它可以是具体的质量标准和指标,也可以通过规章制度、技术操作规程、岗位职责等形式加以反映。初稿完成后交有关单位、人员进行讨论和修改,然后试行或试验验证,在试行的基础上再加以补充、完善,以保证标准的质量。

5.审定、公布、实行　将拟定的标准报上级主管部门审核批准,在一定范围内实行。

6.标准的修订　随着服务对象对健康需求的提高和护理学科的发展,护理质量标准在使用的过程中需要修订和完善,但应充分调研、反复论证,持科学、严肃的态度。

(四)医院常用的护理质量标准

护理质量标准按其性质可分为四大类,即护理技术操作质量标准、护理管理质量标准、护理文件书写质量标准、临床护理质量标准。

1.护理技术操作质量标准　护理技术操作质量标准包括基础护理技术操作和专科护理技术操作。总标准:①严格执行三查七对和操作规程;②操作正确、及时、安全、节力、省物;③严格遵守无菌操作原则及操作程序,操作熟练。每一项护理技术操作质量标准均包括三个部分,即准备质量标准(包括病人准备、工作人员准备、环境准备和物品准备)、过程质量标准(操作流程)和终末质量标准(操作完成后达到的效果)。

2.护理管理质量标准　涵盖面较广、内容多。例如:①护理部、科护士长、护士长的工作质量标准,包括建立健全指挥和监控网络、工作计划和落实、人力资源管理、护理质量管理(有检查、反馈及改进措施)、信息管理、教学与科研管理、学科发展;②各项规章制度及各级人员的岗位职责;③病房管理质量标准,包括组织管理、环境管理、物资管理、护理安全管理、护理人员管理、服务过程质量管理、消毒隔离管理。

3.护理文件书写质量标准 护理文件包括体温单、医嘱执行单、护理记录单、手术护理记录单等。总标准:①护理记录书写客观、真实、及时、可靠、准确、完整,体现以病人为中心,使用碳素或蓝黑色水笔书写,病情描述确切、简要,动态反映病情变化,重点突出,运用医学术语,字迹清晰、端正、无错别字,不得用刮、粘、涂等方法掩盖或去除原字迹;②体温单绘制清晰,不间断、无漏项;③执行医嘱时间准确,双人签名。医院有护理文件书写规范,病历统一归档。

4.临床护理质量标准 总标准:①临床护理工作要体现患者知情同意与隐私保护的责任;②基础护理与等级护理的措施到位;③护士对住院患者的用药、治疗提供规范服务;④对实施围手术期护理的患者有规范的术前访视和术后支持性服务的制度与程序;⑤提供适宜的康复和健康指导;⑥各种医技检查的护理措施到位;⑦密切观察患者病情变化,根据要求正确记录。

学习任务 7.3　护理业务技术管理

护理业务技术管理就是对护理工作的技术活动进行计划、组织、协调、控制,使这些技术能准确、及时、安全、有效地运用于临床,以达到高质量、高效率目标的管理工作。护理业务技术管理是护理质量的重要保证,对加强护理服务效率,提高护理工作水平、促进护理学科发展具有重要作用。

一、基础护理管理

基础护理是护理工作中各科共同的、通用的、带有普遍性的基本理论和技术操作,是护理人员必须掌握的基本知识与技术,也是专科护理的基础。同时,基础护理质量也是衡量医院管理水平和护理质量的重要标志。

(一)基础护理管理的内容

1.一般护理技术 一般护理技术包括病人出入院护理、各种铺床法、分级护理、生命体征的观察和护理、生活护理、心理护理、饮食护理、无菌技术操作、消毒隔离技术、口服给药、各种注射法、护理文书书写等。

2.常用的抢救技术 常用的抢救技术包括给氧、吸痰、洗胃、止血、胸外心脏按压、气管插管与气管切开、人工呼吸机的使用等。

3.基本护理常规和制度 基本护理常规和制度包括一般护理常规、一般病室工作制度、门诊护理工作制度等。一般护理常规如发热病人护理常规、昏迷病人护理常规等。

(二)基础护理管理的主要措施

1.加强职业道德教育 基础护理是护理服务中最基本的内容,也是护理人员最基本的职责。

基础护理质量的好坏,直接影响护理质量的好坏以及整个医院医疗质量的水平。要教育护理人员树立以病人为中心的服务理念,消除基础护理可有可无、对疾病的转归无足轻重的错误认识,从思想和行动上重视基础护理工作,主动、自觉地提供高质量的基础护理。

2.制定各项基础护理操作规程 基础护理内容广泛,针对每项操作的一般原则和技术要求,制定出该项技术的操作流程和终末质量标准,指导、统一规范护理人员的操作行为,做到技术操作正规,工作程序规范,在保证护理质量的前提下,也有利于护理教学的开展。

3.加强"三基"训练 注重对护理人员的"三基"训练,可采取集中和分散相结合的方法。通过训练,达到整体掌握,灵活运用,并使护士了解护理技术的新观念,掌握新方法,同时还可培养技术骨干及教学骨干。护理部应准备有进行基础护理技术操作的示范教室和操作练习室,定期向护理人员开放;通过举行各种形式的技能操作比赛,促进护理人员基础护理操作技术的提高和进步。各科室在科护士长的带领下,以护理骨干为主线全面展开护理技术质量管理的系统工作,力求做到人人达标、个个过关,每个临床护士都要会操作、会讲解、会指导、会检查。

4.严格执行基础护理操作规程和护理常规 基础护理贯穿于护理日常常规工作中,要求护理人员必须具有高度的责任心与过硬的技术。护理部要保证临床护理人员的编制及人力需要,加强与后勤部门工作的联系和配合,督促护理人员严格执行基础护理操作规程和护理常规。建立良好的约束和激励机制,定期检查考核制度及建立个人业务技术档案,强化护理人员的自我约束和相互监督。调动各级护理人员的主动性,定期进行基础护理质量检查,通过质量分析与反馈,使基础护理保质保量落实,真正使病人成为受益者。

5.深入临床,抓薄弱环节及共性问题 各级护理管理人员要经常深入临床,在床边实际指导、考核、督促护理人员的基础护理技术操作。在基础护理管理中,要善于发现薄弱环节及共性问题,如院内感染的预防、护理过失的防范等。积极分析原因,研究改进措施,提高基础护理质量。

二、专科护理管理

专科护理是在基础护理的基础上,结合专科疾病的特点及专科医疗护理需要进行的具有专科特色的护理工作。近年来,随着医学的发展,专科分化越来越细。专科护理也相应地向纵深发展,如除传统的内、外、妇、儿科护理外,内科又分为呼吸、消化、心血管、血液、神经、内分泌、肾病、血液透析及腹膜透析、冠心病监护等专科护理。专科护理具有专业性强、操作复杂、高新技术多的特点,对临床护士及护理管理人员提出了更高的要求。

(一)专科护理管理的内容

1.疾病护理技术 疾病护理技术包括各种专科疾病如心肌梗死、脑血管疾病、糖尿病、皮肤病等的护理技术,以及各种手术病人的护理技术。

2.专科诊疗技术 专科诊疗技术包括各种功能检查、专项治疗、护理技术,如心力衰竭、呼吸衰竭等抢救配合,机械通气气道护理、泪道冲洗技术等专项护理技术,胃镜、肠镜等诊疗护理配合以及静脉营养技术等。

3.疾病护理常规及健康教育手册 疾病护理常规包括各专科常见病、多发病的护理常规,如心肌梗死、脑血管疾病、糖尿病、皮肤病等的护理常规,以及各种手术病人的护理常规。病人健康教育是整体护理的重要内容,也是专科护理的一项重要工作。健康教育手册应针对各类疾病、不同性别、不同年龄段等病人的具体情况和特点,提出健康教育的要点,使之具有实用性、针对性,适合临床护理工作参考。

(二)专科护理管理的主要措施

1.加强专科理论知识学习 通过讲课、查房、病案讨论、科研学术活动等形式,组织护理人员学习掌握本科室疾病护理常规、健康教育的内容,学习相关疾病的基础理论,如专科疾病的诊断、检查、治疗方法、病情及治疗用药观察等,做到能结合病人实际灵活正确地运用从而指导护理工作,防止盲目机械执行。

2.组织专科护理技术训练 要求护理人员熟练掌握本科室各项专科护理技术,熟知各项专科护理技术操作的基本原理、方法及原则,了解其目的和意义,熟练掌握本科室疾病的特点和护理方法,各种仪器的使用、保养等护理技术操作,准确执行医嘱,提高工作效率及护理质量。

3.树立以病人为中心的整体护理思想 护理人员要有严谨求实的作风,认真地执行护理常规,掌握病人的整体情况,运用护理程序开展健康教育和自我保健指导,满足病人对护理服务的需求,预防并发症的发生。注意与医生及其他相关科室的协作关系,以利于护理工作的顺利开展。

4.做好精密、贵重、特殊仪器的保养 对专科仪器设备做到专人保管、定点存放、定时维修,保持性能良好以备急用,并制定详细的使用步骤、操作规程,建立相应的规章制度,妥善管理。

5.建立健全质量评价体系和规章制度 完整的质量评价体系和制度是提高专科护理水平的重要保证。各层次护理人员既要参与实际护理工作,又要善于发现问题,重视实践经验的积累及创新,不断进行护理研究,发展专科护理。

三、急危重症护理管理

急危重症护理是指对急、危、重症或突发紧急病情变化的病人利用监护设备和救治设备实施全面监护及治疗的护理工作。急危重症护理技术水平直接影响到病人的生命救治质量,加强急危重症护理管理是提高抢救成功率的重要保证,是护理业务技术水平的具体体现。

(一)急危重症护理管理的内容

急危重症病人护理涉及各专科疾病的特点,急危重症护理管理的内容包括心肺脑复苏的抢救程序、人工呼吸、气管插管、静脉切开、胸外心脏按压、心脏起搏、除颤、骨折固定的救护技术,以及各种急性中毒、休克、创伤、颅脑外伤、急腹症等的诊断要点、临床判断、抢救治疗原则,各种抢救药物的剂量、用法及使用注意事项等。

(二)急危重症护理管理的主要措施

1.建立健全各项规章制度 建立急危重症病人的管理规章制度,如各级人员岗位责任制、急危重症病人抢救制度、交接班制度、抢救仪器设备管理制度、抢救药品管理制度、重症病人观察记录制度等,严格的管理制度是抢救急危重症病人的基本保证。

2.制定切实可行的抢救程序、操作规程和护理 常规标准规范的抢救程序是提高急危重症病人抢救成功率的重要措施。护理人员只有熟练掌握各种抢救程序、操作规程和护理常规,才能应急处理各种急危重症病人,不贻误抢救时机。

3.加强护理人员的救护能力培训 制订详细的业务培训计划,严格按计划执行。培训形式可多种多样,如设立专题讨论、标准化病人模拟训练、模型人模拟训练,还可录像回放。培训内容除护理常规、标准化管理及技术训练外,还要经常组织技术演练和实践考核,以提高护理人员的救护能力。

4.加强急危重症业务技术管理的质量检查 定期对各级护理人员的各项抢救技术进行检查考核,督促检查各项规章制度的落实,以促进全体护理人员的整体业务水平的提高。

5.加强各方面的协调工作 管理者要善于调配人力物力,善于做好病人及家属的工作。善于与有关部门进行工作协调,使护患之间、医护之间、各科室之间紧密配合,从而确保急危重症护理工作的顺利开展,达到技术娴熟、配合默契、准确无误。

四、新业务、新技术管理

新业务、新技术的概念有广义和狭义之分,广义的是指国内外医学领域中近10年来具有发展新趋势的项目以及取得的新成果、新手段;狭义的是指本地区、本单位尚未开展过的项目或尚未使用过的手段,都可视为新业务、新技术。它是医学科学领域和各学科发展的重要标志之一,也是医院护理学术水平的具体反映。加强护理新技术、新知识、新理论的研究,将推动护理学科的发展。

(一)新业务、新技术管理的内容

1.与医疗配套的新业务、新技术 在护理中为配合新的诊疗、手术、新药和新的医疗仪器设备应用项目,如肝移植、骨髓移植、腹腔镜、静脉高营养、伽马刀、激光刀、冷冻、冷凝等,从而形成与医疗配套的新业务、新技术。

2.护理本身开展的新业务、新技术 护理领域中开展新的工作方法、护理技术、护理仪器设备等,如整体护理、健康教育、康复护理、社区护理、母婴同室、新生儿抚触、外周静脉置管、深静脉置管、镇痛泵的使用等,也可视为新业务、新技术。

(二)新业务、新技术管理的主要措施

1.成立管理小组 护理部应成立新业务、新技术管理小组,由护理部主任负责,吸收开展新业务、新技术较多的病室护士长、护士参加,经常了解医疗、护理领域的新动态、新进展,收集信息,并指导全院的新业务、新技术的开发和开展。

2.建立审批制度 护理新业务、新技术立项后先呈报护理部审批同意,再呈报医院学术委员会批准;本单位研究成功的新技术、新护理用具必须经过护理学术组和院内外有关专家鉴定,方可推广应用。

3.做好风险评估与安全保障 对拟引进和开展的新业务、新技术,开展人员应在查新和系统论证的基础上,详细了解原理、使用范围、效果、副作用及注意事项等。护理质量管理委员会、新业务新技术管理小组要对其安全性、有效性与适宜性进行论证及风险评估,并对开展人员的能力和与之相适应的设备、设施进行评估,如拟开展的科室,要组织有关护理人员学习,使之明确目的、要求,掌握操作规程、注意事项等,并有相应的确保病人安全的措施和紧急应急预案。

4.建立资料档案 对新开展的护理新业务、新技术应建立资料档案,包括设计、查新、应用观察和总结等,并详细收集第一手资料,及时进行整理并分类存档,做好效果评价及成果报告。

5.总结经验不断改进 在开展新业务、新技术的过程中,要不断总结经验,反复实践,逐步掌

握规律,不断改进操作方法,在实践中创新,并逐步建立一整套操作规程等,推广应用。

学习任务 7.4　护理质量评价

护理质量评价是护理质量管理中的控制工作之一。评价一般是指衡量所定标准或目标是否实现或实现的程度如何,即对一项工作成效大小、工作好坏、进展快慢、对策正确与否等方面做出判断的过程。评价贯穿工作的全过程中,不应仅在工作结束之后进行。

护理质量评价是一项系统工程。评价的主体由病人、工作人员、科室、护理部、医院、院外评审机构等构成,评价的客体是由护理项目、护理病历、护士行为、科室和医院构成的系统绩效。评价的过程是收集资料,将资料与标准比较并作出判断的过程。

一、护理质量评价的内容

(一)护理人员的质量评价

护理人员的素质、行为表现直接影响护理质量的优劣,故应经常或定期对其进行评价。护理人员的评价内容一般包括人员素质、护理行为、护理服务结果三个方面。

1.基本素质评价　从政治素质、业务素质、职业素质三个方面来综合评定基本素质,从平时医德表现及业务行为看其政治素质及职业素质,从技能表现、技术考核成绩、理论测试等项目来考核业务素质。可采用问卷测评方式或通过反馈来获得综合资料,了解其基本条件,包括道德修养、技能表现、工作态度、学识能力、工作绩效等素质条件。

2.行为过程评价　主要是对护理活动的过程质量进行评价,考核护士在护理全过程的各个环节是否体现以病人为中心的思想,是否贯彻病人至上的服务宗旨。可采用明察暗访形式获得其服务态度、服务行为的资料,也可采取问卷、座谈会的形式获得病人或其他工作人员对护士行为的评价资料。

3.行为结果评价　结果质量是对护理服务结果的评价,对护理活动、服务效果、工作绩效的评定均属于此范围。对护理人员质量评价内容多为定性资料,不易确定具体数据化标准,所以结果评价较为困难,可进行综合性评价,如护理工作和服务态度满意率、护理人员年终考核合格率、护理人员培训率、护理人员"三基"平均达标率等,以求获得较全面的护理人员服务质量评价结果,并可通过信息反馈,指导护理人员明确完成护理任务的具体要求和正确做法。

4.综合评价　用各方面的标准综合起来进行评价,凡与护理人员工作结果有关的活动都可纳入在内,如对期望达到的目标、行为举止、素质、所期望的工作结果和工作的具体指标等进行全面的考核与评价。

(二)临床护理活动的质量评价

对临床护理活动质量的评价,就是衡量护理工作目标完成的程度,衡量病人得到的护理效果。常通过以下三方面进行评价。

1.要素质量评价　要素质量评价是对构成护理服务要素质量基本内容的各个方面进行的评

价,包括组织结构、物质设施、资源和仪器设备及护理人员的素质。具体包括:①环境,病人所处环境的质量是否安全、清洁、舒适,温度、湿度等情况;②护理人员工作安排,是否选择合理的护理方式以及人员质量(资历)是否合乎标准等;③器械、设备是否处于正常的工作状态,包括药品、物资基数及保持情况,要根据客观标准数量进行检查计量;④病房结构、病人情况、图表表格是否完整等。

要素质量评价方法有现场检查、考核,问卷调查,查阅资料等。

2.环节质量评价 环节质量评价是对护理过程的评价。这类标准可以评价护士护理行为活动的过程是否达到质量要求,可按护理工作的功能和护理程序评价。具体包括:①正确执行医嘱;②病情观察及治疗结果反应观测;③对病人的管理;④对参与护理工作的其他医技部门和人员的交往和管理;⑤护理报告和记录的情况;⑥应用和贯彻护理程序的步骤与技巧;⑦心理护理、健康教育、身体和感情健康的促进等。

环节质量评价方法主要为现场检查。一般采用五级评价方法:一是护理人员护理过程的自我评价;二是同科室护理人员护理过程的相互评价;三是护士长的检查监督评价;四是总护士长的指导评价;五是护理部组织的综合质量评价。

3.终末质量评价 即护理结果评价,是对护理服务最终结果的评价。评价护理服务结果对病人的影响,即病人得到的护理效果的质量。一般应选患者满意度、静脉输液穿刺成功率、事故发生率等。根据现代医学模式要求,终末质量还应从生理、心理、社会等方面加以考虑,但这方面的质量评价比较困难,因为影响因素较多,有些结果不一定是护理工作的效果,如住院天数等。终末质量一般通过问卷调查、护理查房等方法进行评价。

(三)护理质量评价指标

护理质量评价的指标一般分为工作质量指标和工作效率指标两类。

1.工作质量指标 这类指标还未形成完整的标准体系,大都偏重于临床护理工作质量,如护士培训率、考试及格率、病房管理合格率、陪护率等。新的《医院管理评价指南〔2008〕》则增加了反映病人最终得到护理效果的评价指标,如健康教育知晓率、护理缺陷发生率、医院感染发生率、患者对医务人员工作满意度、社会对医疗服务的满意率等。

2.工作效率指标 这类指标基本上是工作量的指标,是标明负荷程度的。大体包括护士人数、病房床位与护士比、收治病人数、展开床位使用率、展开床位周转次数,以及重症护理日均数及重症护理率、卫生宣教人次数、健康教育覆盖率等。

以往我们侧重于工作质量指标的评价,忽视了工作效率指标的评价。因此,评价后反映出的是,护理工作负荷量大的科室工作质量上暴露的问题较多,护理质量综合评价分低,而护理工作负荷量小的科室则往往暴露问题相对较少,护理质量综合评价分却较高,这样就挫伤了部分科室护理人员的工作积极性,违反了公平理论。2008年原卫生部颁发的《医院管理评价指南〔2008〕》评价指标已有改变,体现了"质量优先,兼顾效率"的原则。

二、护理质量评价的方法

(一)建立质量管理的机构

质量管理和评价要有组织保证,落实到人。我国医院一般是在护理部下设质量督导科(组)

或质量管理委员会,作为常设机构或临时组织。质量督导科(组)是常设机构,配备1~3名高年资或高级职称的护理人员,专门负责质量检查。质量管理委员会是临时机构,一般由护理部主任(或副主任)领导、各科室护士长参加,分项(如护理技术操作、理论、临床护理、文件书写、管理质量等)或分片(如门诊、病区、手术室等)检查评价。多采用定期自查、互查互评或上级检查的方式进行评价。院外评价经常由上级卫生行政部门组织,并联合各医院组织对医院工作进行评价,其中护理评审组负责评审护理工作质量。

(二)加强信息管理

护理质量管理要靠正确与全面的信息,因此应注意获取和应用信息。对各种信息进行集中、比较、筛选、分析,从中找出影响质量的主要的、一般的、共性的和特殊的因素,再从整体出发,结合客观条件做出指令,然后进行反馈管理。

(三)采用数据统计方法发现问题

建立反映护理工作数量、质量的统计指标体系,使质量评价更具有科学性。在运用统计方法时,应注意统计资料的真实性、完整性和准确性,注意统计数据的可比性和显著性。应按照统计学的原则,正确对统计资料进行逻辑处理。

(四)护理质量评价方式

根据评价时间和内容,将护理质量评价方式分为以下几种。

1.定期评价 定期评价分综合性全面定期检查评价和专题对口定期检查评价两种,前者按月、季度或半年、一年进行,由护理部统一组织全面检查评价,但要注意掌握重点单位、重点问题;后者则根据每个时期的薄弱环节,组织对某个专题项目进行检查评价,时间根据任务内容而定,由质量管理人员按质量标准定期检查。

2.不定期评价 不定期评价主要是各级护理管理人员、质量管理人员深入实际,随时按护理质量标准要求进行检查评价。

此外,还可根据评价主体不同分为医院外部评价、上级评价、同级评价、自我评价和服务对象评价。

三、护理质量评价常用统计图表

护理质量评价结果的直接表现形式主要是各种数据,但用这些数据尚不能直接对护理质量进行判断,须进行统计分析。护理质量评价结果分析方法有许多,可根据收集数据的特性采用不同方法进行分析,常用的方法有定性分析法和定量分析法两种。定性分析法包括调查表法、分层法、水平对比法、流程图法、亲和图法、头脑风暴法、因果分析图法、树图法和对策图法等。定量分析法包括排列图法、直方图法和散点图的相关分析等。

1.调查表法 调查表法是用于系统地收集、整理分析数据的统计表。通常有检查表、数据表和统计分析表等。如住院病人对护士工作满意度调查表属于检查表。例如,某医院2009年第一季度住院患者对护理工作不满意项目属于统计分析表(表7-1)。

表 7-1 某医院 2009 年第一季度住院患者对护理工作不满意项目

不合格项目	频数（次）	频率（%）	累计频率（%）
基础护理不落实	48	50.53	50.53
健康教育不到位	28	29.47	80.00
病房环境卫生差	10	10.53	90.53
护士穿刺技术差	4	4.21	94.74
护士服务态度不佳	3	3.16	97.90
其他	2	2.10	100.00
合计	95	100.00	

2.因果图法 因果图法是分析和表示某一结果（或现象）与其原因之间关系的一种工具。通过分层次列出各种可能的原因，帮助人们识别与某种结果有关的真正原因，进而寻找解决问题的措施。其制作步骤是：①明确要解决的质量问题；②召开专家及有关人员的质量分析会，针对要解决的问题找出各种影响因素；③管理人员将影响质量的因素按大、中、小分类，依次用大小箭头标出；④判断真正影响质量的主要原因。

因果图因其形状像鱼刺，故又称鱼骨图，包括"原因"和"结果"两个部分。根据对质量问题造成影响的大小，原因部分又可分大原因、中原因、小原因。

例如，某院护理部分析手术感染率增加与护理工作的关系，找出各种原因，做出因果图（图 7-6）。

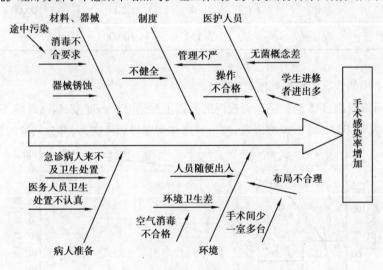

图 7-6 某医院手术感染率增加因果分析图

3.排列图法 排列图法又称主次因素分析法、帕洛特图法。它是找出影响产品质量主要因素的一种简单而有效的图表方法。排列图是根据"关键的少数和次要的多数"的原理而制作的，也就是将影响产品质量的众多因素按其对质量影响程度的大小，用直方图形式按顺序排列，从而找出主要因素。其结构是由两个纵坐标和一个横坐标，若干个直方形和一条曲线构成。左侧纵坐标表示不合格项目出现的频数，右侧纵坐标表示不合格项目出现的百分比，横坐标表示影响质量的各种因素。按影响大小顺序排列,直方形高度表示相应的因素的影响程度,曲线表示累计频率(也称帕洛特曲线)。

排列图的作用:①确定影响质量的主要因素。先将各项目的频数按从多到少排序,然后再计算百分比和累计百分比指标。通常按累计百分比将影响因素分为三类:累计百分比在80%的以内为 A 类因素,即主要因素;累计百分比在80%~90%的为 B 类因素,即次要因素;累计百分比在90%~100%的为 C 类因素,即一般因素。由于 A 类因素已包含80%存在的问题,此问题如果解决了,大部分质量问题就得到了解决。②确定采取措施的顺序。③动态排列图可评价采取措施的效果。

为了方便理解排列图法,下面举实例进一步说明。某医院对2008—2009年住院患者145起投诉的原因进行统计(表7-2)。

表 7-2　某医院 2008—2009 年住院患者投诉原因

投诉原因	频数(次)	百分比(%)	累计百分比(%)
服务态度差	66	45.5	45.5
病室环境不安静	53	36.6	82.00
护士穿刺技术差	11	7.6	89.6
收费不合理	5	3.4	93.0
治疗不及时	3	2.1	95.1
液体渗漏	3	2.1	97.2
其他	4	2.8	100.00
合计	152	100.00	

根据表 7-2 中的数据制作排列图(图 7-7)。

从图 7-7 可以看出,145 起住院患者投诉的原因主要是服务态度差、病室环境不安静,此两项的累计百分比为82.00%,属于 A 类因素,故一旦这些问题得到解决,大部分质量问题即可消除。

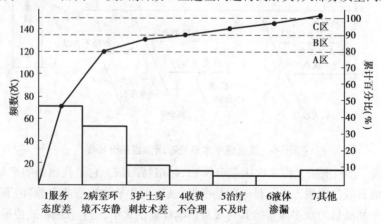

图 7-7　某医院 2008—2009 年住院患者投诉原因

4.直方图法 直方图法是将质量管理中收集的一大类数据,按一定要求进行处理,逐一构成一个直方图,然后对其排列,从中找出质量变化规律,预测质量好坏的一种常用的质量统计方法。

5.控制图法 控制图又称管理图,是一种带有控制界限的图表,用于区分质量波动是由于偶然因素还是系统因素引起的统计工具。控制图的结构,纵坐标表示目标值,横坐标表示时间,画出 3~5 条线,即中心线、上下控制线、上下警戒线。当质量数据呈正态分布时,统计量中心线(以均值 $\bar{x}$ 表示)、上下控制线($\bar{x}\pm2S$)、上下警戒线($\bar{x}\pm S$)(图 7-8)。

应用控制图的注意事项:本图用于治愈率、合格率时,指标在 $\bar{x}\pm S$ 以上说明计划完成良好;当用于床位使用率时,超过上控制线说明工作负荷过重,应查找原因,予以控制;当用于护理缺陷发生率时,指标在 $\bar{x}\pm S$ 以下说明控制良好,一旦靠近警戒线时应引起高度重视。

控制图法贯穿于护理工作全过程,对于检查护理工作质量是否稳定有重要作用。

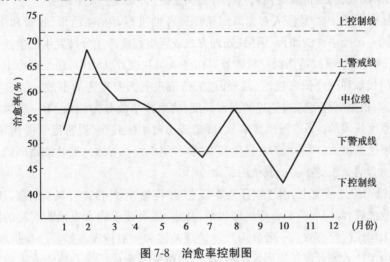

图 7-8 治愈率控制图

6.分层法 分层法是质量管理中整理数据的重要方法之一。分层法是把收集来的原始质量数据,按照一定的目的和要求加以分类整理,以分析质量问题及其影响因素的一种方法。运用分层法时应根据分层的目的,按照一定的标志进行区分,把性质相同的分列一组,使数据反映的事实更明显、更突出,以便找出问题,对症下药。分层法通常以表格或图形表示,常与排列法同时使用。例如,某医院利用分层法对 2008 年发生护理不良事件的原因进行分类(表 7-3)。

表 7-3 利用分层法对某医院 2008 年发生护理不良事件的原因进行分类

原 因	发生数(次)	累计数(次)	百分比(%)	累计百分比(%)
发错药	70	70	45.2	45.2
漏执行医嘱	48	118	31.0	76.2
打错针	21	139	13.5	89.7
化疗药外漏	5	144	3.2	92.9
烫伤	5	149	3.2	96.1
压疮	3	152	1.9	98
输错血	1	153	0.6	98.6
其他	2	155	1.4	100

四、护理工作的质量缺陷管理

(一)护理缺陷的相关概念

1.护理质量缺陷　护理质量缺陷是指在护理活动中,出现技术、服务、管理等方面的失误。护理质量缺陷表现为病人不满意、医疗纠纷和医疗事故,包括护理事故、护理差错、护理投诉。

2.病人不满意　不满意是指病人感知服务结果小于期望的恰当服务而超出容忍区所形成的一种心理状态。当病人对医疗质量产生不满意感觉时,一种反应是不抱怨,继续接受服务,但容忍区域变窄,期望值降低,或直接退出服务;另一种反应是抱怨,有私下和公开之分,如问题得到迅速而有效的解决,就会维持和提高病人原有的满意度,否则就会发生纠纷。

3.医疗纠纷　医疗纠纷是指人和家属对医疗服务的过程、内容、结果、收费和服务不满而发生争执,或对同一医疗事件的原因、后果、处理方式或轻重程度产生分歧发生的争议。

4.医疗事故　医疗事故是指医疗机构及其医务人员在医疗活动中,违反医疗卫生管理法律、行政法规、部门规章和诊疗护理规范、常规,过失造成患者人身损害的事故。《医疗事故处理条例》第四条规定,根据对患者人身造成的损害程度,将医疗事故分为四级:①一级医疗事故,即造成患者死亡、重度残疾的;②二级医疗事故,即造成患者中度残疾、器官组织损伤导致严重功能障碍的;③三级医疗事故,即造成患者轻度残疾、器官组织损伤导致一般功能障碍的;④四级医疗事故,即造成患者明显人身损害的其他后果。

5.护理差错　护理活动中,由于责任心不强、工作疏忽、不严格执行规章制度、违反医疗卫生管理法律、行政法规、部门规章和诊疗护理规范、常规,过失造成病人直接或间接的影响,但未造成严重后果,未构成医疗事故。一般分为严重护理差错和一般护理差错。严重护理差错是指在护理工作中,由于技术或者责任原因发生错误,虽然给病人造成了身心痛苦或影响了治疗工作,但未造成严重后果和构成事故者。一般护理差错是指在护理工作中由于责任或技术原因发生的错误,造成病人轻度身心痛苦或无不良后果。

(二)常见的护理缺陷

1.语言不严谨　在病人及家属面前说话不考虑后果,尤其在病床前、抢救过程中,当着病人及家属的面对诊断、治疗、抢救设备等进行议论,如"怎么不早转院,现在太晚了!""他们医院的水平不行,诊断错了!""×机器坏了!""药加错了!"等。如果病人病情发生变化,很可能引起医疗纠纷。

2.责任心不强　如不按时巡视病房,病人病情变化时未能及时发现,延误抢救,造成严重后果;不按操作规程为新生儿洗澡,将脱落的手圈随意挂于某婴儿手上,造成产妇抱错婴儿的现象。

3.违反护理规范、常规

(1)药物名称、剂量查对失误　如将"去甲肾上腺素""异丙肾上腺素"和"盐酸肾上腺素"相混淆;从固定位置取药后,凭经验认为不会错,因而不认真查对;不认真查对,将治疗单上的小数点或零看错,造成病人因用药剂量过大而死亡。

(2)病人姓名、床号查对失误　如走错病室、叫姓名时语速过快、服药或进针前不认真查对(操作中查)等,而导致的护理缺陷。

4.执行医嘱不当

（1）盲目执行医嘱　执行医嘱前没有进行查对，或查对后由于专业知识有限未发现错误，盲目执行有问题的医嘱。如 10% 氯化钾溶液 10 mL 加入 10% 葡萄糖溶液 100 mL 中静脉点滴，造成病人因用药浓度过高而死亡。

（2）未按要求执行医嘱　如心脏病的病人因心脏功能较差，静脉输液的速度宜慢，护士在给患有心脏病的老年人输液时，因滴速过快造成急性肺水肿甚至死亡。

5.服务态度不良　医疗制度的改革使病人自己负担的医疗费用加大，药品价格的上涨和大型仪器设备的使用，使实际医疗消费超出了病人的承受能力，加之护理人员服务态度不良接待病人漫不经心，不及时处理或解答病人提出的问题，甚至训斥病人，常常是导致纠纷的重要原因。

6.护理记录缺陷　体现在护理记录缺乏真实性、记录不完整以及病案管理不妥，如病人外出编造体温单；血压、出入量等记录不全；只记录危重病人和需特殊观察的病人，轻病人没有护理记录；涂改不符合要求的记录等。

7.抢救设备、药品管理不善，贻误抢救时机　如抢救设备、药物不齐全，影响抢救；药盒标签与内装药不符合，造成用药错误等。

8.护理人员的法律知识缺乏、法律意识不强　如未履行告知、保密等义务造成护患纠纷。

（三）护理缺陷的处理

1.病人投诉的处理　当病人因不满而投诉时，第一，要耐心接待，认真受理并记录；第二，采取纠正措施，如解释说明、向病人道歉等；第三，对投诉问题进行调查、了解其原因，评估问题严重性，分清责任，做出适当补偿；第四，采取长效纠正措施，防止问题再次发生；第五，跟踪调查。

2.医疗纠纷的处理

（1）坚持公正、公平的原则　对属于医护人员违反医疗规范的，应及时告知有关部门和人员，责令其限期改正。

（2）坚持实事求是的原则　认真地、实事求是地向病人解释清楚，包括诊断是否正确，处理是否及时，用药有无原则错误，有无护理、服务不到位等现象。对一时无法解决的，应主动分阶段答复投诉人。

（3）处理要有一定的时限性　对能够立即解决的纠纷应尽快处理，如对因服务态度引起的纠纷；对不能立即解决的复杂纠纷，一定要进行调查后再着手解决。答复时，一定要针对病人或其家属提出的疑问和意见。

（4）取得病人及其家属的信任　要以公正的态度引导病人及其家属按程序处理问题，妥善解决纠纷。既不上交激化矛盾，更不推诿病人，要想方设法取得对方的信任。对投诉要做到件件有回音，事事有答复。

3.护理质量缺陷的处理

（1）护理事故的处理　认真履行差错事故上报制度，发生护理事故后，当事人立即报告科室护士长及科室领导，科室护士长应立即向护理部报告，护理部应随即报告给医务处或者相关医院负责人。发生严重差错或者事故的各种有关记录、检验报告及造成事故的可疑药品、器械等，不得擅自涂改销毁，派专人妥善保管有关各种原始资料和物品，需要时封存病历，立即进行调查核实和处理，并上报上级卫生管理部门。

（2）护理差错的处理　发生护理差错后，当事人应立即报告护士长及科室相关领导，护士长应在 24 小时内填写报表并上报护理部。护理单元应在一定时间内组织护理人员认真讨论发生差错的原因,分析、提出处理和改进措施。护理部应根据科室上报材料,深入临床进行核实调查,做出原因分析,帮助临床找出改进的方法和措施,改进工作。科室和护理部进行差错登记,定期对一定阶段的差错统计分析。

对于发生护理差错事故的当事人,可根据发生问题情节的严重程度,情节较轻者给予口头批评、通报批评、书面检讨,情节严重者给予处分、经济处罚、辞退等处理。

4.医疗事故的处理 医疗机构有义务正确地处理医疗事故,保护医患双方的合法权益,把医疗事故造成的损害减到最低程度。要正确、及时、稳妥地处理医疗事故,首先,必须制定处理医疗事故预案。处理医疗事故的预案是指在出现医疗事故后明确处置医疗事故、防止损害扩大的领导机构和承担具体工作的相关部门,以及各部门的职责和应采取的措施的一种方案。其次,按照程序处理医疗事故。

(四)护理缺陷控制的策略

护理缺陷控制的关键在于预防,预防是整个护理缺陷管理的核心。控制护理缺陷应做到以下几点。

1.加强教育,提高护理人员安全意识 应对全体护理人员经常进行安全教育,树立"病人第一、安全第一"的观念,增强护理人员预防护理缺陷的自觉性。教育的内容包括:①加强医疗护理法规学习,明确护理安全与法律、法规的关系,懂得用法律来维护自身的合法权益,避免法律意识不强导致的护理缺陷;②加强职业道德教育,树立高尚的道德品质和良好的医德医风,恪守职业道德,以高度的责任心、全心全意为病人服务;③加强规章制度的学习,明确规章制度是护理安全的保证,从而自觉遵章守纪。

2.加强护理技术培训 良好的业务素质、精湛的护理技术是保证护理质量的重要条件。因此,要不断学习新业务、新理论、新知识,不断积累实际经验,努力提高临床实践能力与理论水平。定期进行护理业务技术考核和操作技术的培训,加强护理工作的技术管理,以期更好地为病人服务。

3.建立健全不同层次的护理质量控制系统 在护理部、护理单元均设立护理安全管理小组,护理部—科护士长—护士长层层监控,尤其应建立护士自我监控系统,层层把关、人人管理,发现问题,及时纠正。

4.本着预防第一的原则,重视事前性质,抓好环节质量监控 善于抓住隐患苗头,做到防患于未然;对容易发生差错的人、环节、时间、部门,应重点查、重点抓,并做持续的改进;注重工作过程中的质量监督,建立护理质量监控指标体系和科学的评价方法,如保持各种抢救药品、仪器设备处于良好的备用状态,使急救物品完好率达 100%;护理管理者检查护理文件书写情况等。

5.严格执行各项规章制度和操作规程 医院的规章制度是医疗活动不可缺少的行为规范,是医疗质量的重要保障系统。因此,各级护理人员要严格执行各项规章制度和技术操作规程,加强查对制度、岗位责任制度、药品管理制度、交接班等制度的落实检查工作,使护理工作真正做到有章可循,有规可依。

6.建立健全护理安全管理制度、突发事件应急预案和护理缺陷上报处理流程 护理人员严格遵守各项安全管理制度,发现护理缺陷不隐报、瞒报,同时给予客观的评价和分析,从护士自身、护理管理等多方面寻求原因,吸取经验教训。

7.建立健全护理不良事件上报制度和流程 提倡真实反映临床中存在和发现的各种不良事件和隐患,如皮肤压力伤、跌倒、坠床等。鼓励不良事件上报,积极发现可能存在的各种隐患,提出可行的改良措施,起到预防为主的有效作用。

8.坚持全面质量管理的思想 运用品质圈活动,对工作环境、影响质量的因素,运用 PDCA 循环的护理管理基本方法,对护理质量和安全进行持续改进。

9.强化经济杠杆的监督促进作用 针对护理人员的工作,加强质量控制的力度和风险防范,把每月质量考核结果和绩效分配与科室及个人结合,同时与管理责任挂钩,充分发挥经济杠杆作用。同时,对发现隐患及不良事件及时上报、纠正差错、对质量促进表现突出的科室及个人给予奖励。

知识拓展

1.什么是质量 质量的内容十分丰富,随着社会经济和科学技术的发展,也在不断充实、完善和深化,同样,人们对质量概念的认识也经历了一个不断发展和深化的历史过程。有代表性的概念主要有以下几种。

(1)**朱兰的定义** 美国著名的质量管理专家朱兰(J.M.Juran)博士从顾客的角度出发,提出了产品质量就是产品的适用性,即产品在使用时能成功地满足用户需要的程度。用户对产品的基本要求就是适用,适用性恰如其分地表达了质量的内涵。

(2)**ISO8402"质量术语"定义** 质量:反映实体满足明确或隐含需要能力的特性总和。①在合同环境中,需要是规定的,而在其他环境中,隐含需要则应加以识别和确定;②在许多情况下,需要会随时间而改变,这就要求定期修改规范。

(3)**ISO9000:2000"质量"定义** 质量:一组固有特性满足要求的程度。在质量管理过程中,"质量"的含义是广义的。除了产品质量之外,还包括工作质量。质量管理不仅要管好产品本身的质量,还要管好质量赖以产生和形成的工作质量,并以工作质量为重点。

2.相关专业词汇中英文对照

(1) direct control	直接控制
(2) indirect control	间接控制
(3) feedforward control	前馈控制
(4) process contorl	过程控制
(5) feedback control	反馈控制
(6) standards	标准
(7) nursing risk management	护理风险管理
(8) nursing cost management	护理成本管理
(9) nursing cost control	护理成本控制
(10) nursing costing	护理成本核算
(11) quality management	质量管理
(12) check quality control	质量检验阶段
(13) statistical quality control	统计质量控制阶段
(14) total quality management, TQM	全面质量管理

（15）quality planning　　　　　　　　质量策划
（16）quality control　　　　　　　　　质量控制
（17）quality assurance　　　　　　　　质量保证
（18）quality improvement　　　　　　质量改进
（19）nursing quality management　　　护理质量管理

内　容　小　结

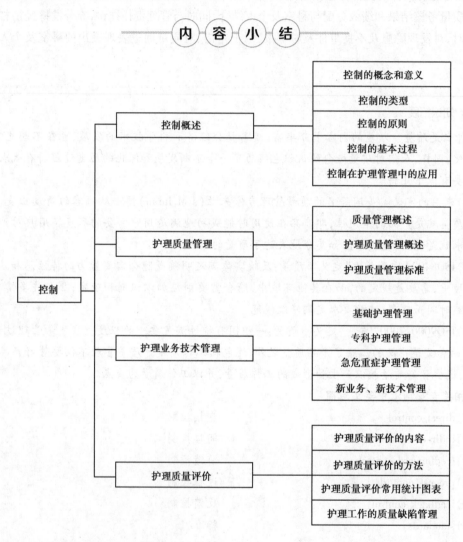

思考与训练

一、单选题

1.控制的首要环节是（　　　）。

A.确立标准　　　　　　　　B.衡量绩效　　　　　　　　C.纠正偏差　　　　　　　　D.收集资料

2.以下属于前馈控制的是（　　　）。

A.护士长夜查房　　　　　　　　　　　　B.护士操作中执行查对制度

C.组织护理人员进行应急预案演练   D.对差错事故的原因进行分析

3.PDCA 循环管理中的 C 是指(   )。

A.计划   B.实施   C.检查   D.处理

4.三级医疗事故造成患者的不良后果是(   )。

A.造成死亡   B.重度残疾   C.中度残疾   D.轻度残疾

5.体现护理质量标准体系结构中终末质量的条目是(   )。

A.仪器设备质量   B.药品质量   C.住院满意度   D.健康教育

二、简答题

1.试述控制的类型。

2.护理质量管理有哪些意义?

3.护理业务技术管理有哪些内容?

4.简述 PDCA 循环的特点与基本要求。

三、案例分析

某医院普外科住有42位病人,工作一年的护士小张值夜班,收了3位新病人,其中2台急诊手术,加上白班危重病人5位、手术病人6位,忙碌一夜的张护士早上给8点手术的病人李××儿童打术前针时,错将阿托品0.25 mg 注射了0.5 mg。

思考:

1.张护士发生这一事件后,应如何处理?

2.什么是护理质量缺陷? 控制护理质量缺陷的策略有哪些?

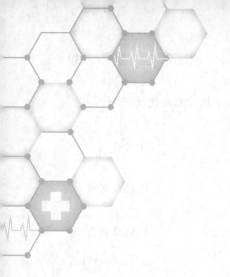

【故事引入】

春秋晋国有一名叫李离的狱官,他在审理一件案子时,由于听从了下属的一面之词,致使一个人冤死。真相大白后,李离准备以死赎罪,晋文公说:"官有贵贱,罚有轻重,况且这件案子主要错在下面的办事人员,又不是你的罪过。"李离说:"我平常没有跟下面的人说我们一起来当这个官,拿的俸禄也没有与下面的人一起分享。现在犯了错误,如果将责任推到下面的办事人员身上,我又怎么做得出来。"他拒绝听从晋文公的劝说,伏剑而死。

思考:

这个故事给了我们什么启示?

分析:

正人先正己,做事先做人。管理者要想管好下属必须以身作则。示范的力量是惊人的。不但要像先人李离那样勇于替下属承担责任,而且要事事为先、严格要求自己,做到"己所不欲,勿施于人"。一旦通过表率树立起在员工中的威望,将会上下同心,大大提高团队的整体战斗力。得人心者得天下,做下属敬佩的领导将使管理效果事半功倍。

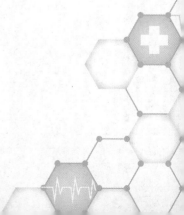

项目 8　护士长的管理角色

📖【学习目标】
1.掌握护士长角色模式与职责。
2.熟悉护士长素质要求、角色转换方法。
3.了解护士长的培养考核方法。

　　护士长角色是医院护理管理中的一个特定位置,它被赋予护士长的权利和义务,护士长在医院护理工作中主要是管理者的角色,在病区工作中是具体的领导者和组织者,需要指导和带领护理人员共同完成护理任务,处理病区各种危急和突发事件。在医院护理工作系统中,护士长是基层管理者,处于承上启下的中间环节;在医护之间,护与护及护患之间又是协调者,护士长常常扮演多种角色,但以管理为主。因此,只有具备高水准管理能力,才能适应现代化管理工作。

学习任务 8.1　护士长的角色模式

一、护士长角色的概念

　　护士长是医院护理管理最基层的管理者,是病房或护理单元工作的具体护理管理者,在医院护理管理中扮演重要角色。

(一)角色的概念

　　"角色"是描述一个人在某位置或状况下被他人期望的行为总和。"角色"也可以是社会结构中或社会制度中的一个特定位置,每一个位置都有其特定的权利和义务。例如,老师和学生是两个不同的角色,都处于学校人员结构中特定的位置。老师担负有教导学生的权利和义务,学生有向教师请教的权利和认真学习知识的责任和义务。一种角色并不能代表一个人的整体,只反映一个人的一个方面。一个人常担负有多种角色,一种角色也可以由许多不同的社会个体来承担。例如,一个人既是医生,也是他妻子的丈夫,还是他儿子的父亲,又是他父母的儿子等。一个人可以充当多重角色,但在一定场合中,只能充当一种角色,否则会发生角色冲突。

(二)护士长角色

　　护士长处于医院护理管理体系中的一个特定位置。由于护士长在管理岗位上承担着一定的责任,因此被赋予相应的权利和义务。在医院护理管理指挥系统中,护士长上有科护士长、护理部主任或总护士长,下有科室护理人员。护士长在护理管理中的主要责任是带领病房全体护理人员共同完成部门护理任务;处理病房各种危急或突发事件;在信息沟通中承上启下;协调医护以及护患关系等。

二、护士长角色模式与职能

护士长角色期望的来源主要有护理部、科室等,以及病人、护理人员群体等。从组织角度,期望和要求主要反映在护士长的岗位职责、规定、工作细则中;从病人角度,期望取决于依病情及护理质量标准所决定的护理需要等;从护理人员群体角度,期望表现为以服从群体规范,满足护理人员群体利益需要等。根据护士长的工作任务和特点,不同的专家对护士长的角色模式作了不同的探讨和分析。

行政管理学者亨利·明茨伯格把护士长的工作特性分析、归纳为三大类型,即"三元"角色模式。他认为护士长主要承担有关人际关系、咨询以及决策三大方面的角色,即护理管理者、联系者、代表者、监督者、传播者、患者的代言人、企业家、资源调配者、调停者和协调者这10种角色。

霍尔和布兰兹勒提出了"胜任者"角色模式,认为护士长的角色模式正如英语单词competence,表示胜任的意思。

下面是以首写字母组成的这一单词整体内容说明:

C(caregiver professional),专业照顾提供者。

O(organizer),组织者。

M(manager of personal),人事管理者。

P(professional manager of care),照顾患者的专业管理者。

E(employee educater),员工教育者。

T(team strategist),小组策划者。

E(expert in human relation),人际关系专家。

N(nurse-advocator),护理人员拥护者。

C(change-agent),变革者。

E(executive and leader),行政主管和领导者。

综上所述,结合护士长在基层护理管理实际工作中扮演的多种角色,护士长的角色可以归纳为以下12类。

1.护理管理者 护士长在病房8小时工作,24小时负责。主持各种病室会议;组织护理查房;考核下属行为表现和工作成绩;管理病室教学和科研;负责派班等。工作中以身作则,为人表率;指导并带领下属护理人员共同完成护理任务,实现护理目标。

2.联络者 护士长在工作中需要不断地与护理人员、上级护理管理者、医师、其他医技人员、患者及家属、后勤等人员进行沟通,保证创造一个良好的工作场所和利于患者治疗康复的环境。

3.代表者 在处理行政、业务工作中,护士长代表科室参加护理部或院方的各种会议,接待来访者,介绍病室环境和设施等。有人称护士长为"病房的象征"。

4.监督者 护士长有责任对病房的各项护理活动与资料进行监督。护士长经常巡视病房,收集患者病情信息,检查护理计划的实施情况;查对处理医嘱;检查各班护士的交班记录、技术操作、护理质量;听取医师、患者及家属反映;监督各项规章制度的落实,促进各项护理活动顺利进行。

5.传达和宣传者　护士长要主持病室各种会议,将上级的文件、指令、命令和政策精神等传达给护理人员;宣传有关的方针、规定及有关护理知识等;同时,收集患者、家属及护理人员的意见并汇报给上级管理部门。

6.护、患代言人　护士长应维护护理人员群体利益,代表护理人员与其他医务人员协商业务工作,与行政后勤部门协商保护护理人员的权益。同时,护士长还须代表患者反映其要求,与相关人员联络沟通,以解决患者的问题,满足他们的健康需求。

7.计划者　护士长要规划病房护理业务工作,制订年度、季和月工作计划,提出工作改进方案,促进护理质量的提高;协助护理人员制订或修改患者护理计划;根据需要修改病房有关规章制度、护理人员岗位职责等。

8.冲突处理者　护士长有责任协调病房人员之间的冲突和矛盾,通过双方协商、劝告、解释说明等管理手段,使双方相互理解,求大同存小异,维持部门工作氛围的团结和谐。

9.资源调配者　护士长负责病房资源的合理分配和有效利用,包括进行合理有效的护理人力资源组合、保证各班次的护理人力能够满足病房护理工作需要;对科室医疗仪器、设备、办公用品等消耗性物质的计划、申请、领取、保管、维修和报废,保证临床医疗护理工作的正常运转。

10.协商谈判者　护士长的管理工作需要与有关部门人员进行正式、非正式的协商和谈判。如向上级申请调整护理人员,增添医疗仪器设备,改造病室环境,讨论护理人员的培训计划、福利待遇、医护协作等问题。

11.教育者　病房是患者健康教育最直接的场所。护士长有责任对本单元的护理人员进行教育,不断提高护理人员的素质,是护理人员、进修护士、护士学生在护理业务技术方面的指导者和教育者。同时,要安排科室护理人员开展病人健康教育项目,对患者及家属进行护理指导、健康教育。

12.变革者　护士长是医院临床第一线的管理者,有着丰富的基层护理管理经验,最能发现护理管理上的问题,对病房护理管理有一定的权威性。护士长在病房护理的服务模式上有较大的自主权,可以大胆变革、创新,提高护理服务质量。

✒ 管理名言

公司买不到高质量的方法这一过程,必须通过高级管理层达到。

————爱德华·戴明

善用比我们自己更优秀的人。

————奥格尔维定律

企业里没有无用的人才。

————特雷默定律

为有才干的下属创造脱颖而出的机会。

————贝尔效应

大成功靠团队,小成功靠个人。

————比尔·盖茨

学习任务 8.2 护士长的职责与素质

一、护士长的职责

职责是担当某种职务的人员应该履行的责任。护士长是医院护理系统中最基层的管理者,工作责任重大、涉及面广,既要带领科室或本病区护理人员按要求完成护理工作任务,又要指导督促下属,执行各项护理规章制度、技术操作规程和护理常规,开展业务学习和技术训练,解决护理技术上的疑难问题,做好病区护理新业务、新技术的引进和开发,开展护理科研活动,搞好病房管理,提高护理人员的业务技术水平和医院护理质量。

护士长的职责分为行政管理职责和业务技术管理职责两项。

(一)护士长行政管理职责

1.在护理副院长、护理部主任及科护士长的领导下进行工作。

2.根据护理部和科内工作计划,制订本病区具体工作计划,并付诸实施。按期做好总结,取得经验,推动工作。

3.负责本病室护理人员的政治思想工作,使他们热爱护理事业,加强责任心,改善服务态度,全心全意为人民服务。

4.负责病室人员的分工和派班工作,合理安排人力。

5.深入病房了解病人的思想情况,定期召开工休座谈会,以便改进工作。

(二)护士长的业务技术管理职责

1.在护理副院长或护理部主任、科护士长的指导下进行工作。

2.根据护理部及本科业务技术管理要求,制订本病区的业务技术管理具体计划,按计划实施,定期进行评价,及时改进工作。

3.负责检查护理质量,督促、检查、指导各项常规技术和工作的贯彻落实,严格执行各项规章制度和技术操作规程,严密观察病情,做好抢救、隔离消毒工作,严防差错事故发生。

4.组织护理查房和护理会诊,积极开展新业务、新技术和护理科研工作。

5.指定专人负责病区药品、器械、仪器设备、被服及办公用品的领取、保管、使用、检查及维修。如有损坏应查明原因,提出处理意见。

6.随同科主任及主任医师查房,参加各类大手术或新手术术前讨论以及疑难病例和死亡病例讨论会。

7.负责本病区护理人员的业务技术能力培养和教育,负责指导和管理实习生、进修生的专业教学工作,指定或选聘有教学能力的主管护师以上的护理人员担任带教工作。

8.督促检查卫生员、配餐员做好清洁卫生和消毒隔离工作,严格执行病人的饮食护理制度。

副护士长的工作职责是协助护士长进行工作。

二、护士长的素质

管理学家认为,能力比知识重要,素质又比能力重要。护士长是管理者,不仅要有广博的专业知识、较强的工作能力,而且还必须有较高的素质。对护士长的素质要求,主要有以下几个方面。

(一)较高的政治思想素质

1.优良的政治品德　护士长应有强烈的事业心、责任感和全心全意为人民服务的精神,安心本职,能自觉为护理事业而献身,关心体贴下属,并能代表广大护理人员心声。他们应品行端正、作风正派、不徇私情,并能坚持原则,不计较个人名利、得失、贪图享乐,工作以身作则,不怕苦不怕累,克己奉公、乐于奉献。凡是要求他人做到的事,自己必须首先做到。处处以身作则,身教胜于言教,发挥表率作用。

2.实事求是,有自知之明　护士长应树立实事求是的工作作风,对护理人员的批评与表扬,要经过调查了解,处理时要实事求是,注意分寸。

3.宽厚待人,团结同志　护士长在工作中难免会遇到许多委屈和误解,有时开展某项工作或严格要求别人时,也许得不到个别护理人员的理解及上级领导的支持,此时,必须心胸宽大,耐心说服,取得谅解;对个别有顶撞行为者,不能打击报复,而要宽厚待人,晓之以理,做到处事公正,平易近人。

4.拥有公平、公正之心　世上没有绝对公平的事情,但是要拥有一颗公平心,把握好公平度。"厚此薄彼"式管理方式,势必会使一些护士心存不满,与护士长产生隔阂。护士长应关心爱护每一名护士,作风正派,办事公正,处理问题处处要有公德心、正直心、正派心。只有这样,才能在护士心目中树立威信,充分调动他们的积极性。

(二)较高层次的文化知识素质

护士长必须有过硬的业务技术,才能使护士心悦诚服。业务素质的高低直接决定着护士长管理权力的高低与效果,护士只有在业务技术高于自己的护士长手下工作才可能对他信服。所以护士长本身必须注重自身的业务能力培养,不论在技术操作、基础理论还是护理教学、护理科研方面都应是科室的尖子。

护士长要有扎实的专业知识、管理知识、广博的人文社会知识等,就必须将自己培养成"T"型人才,即在横向上具有广泛的知识,不仅要接受管理学、伦理学、心理学、社会学、统计学、组织学、人际关系学等交叉学科方面的培训;在纵向上还要有相当高的专业水平,掌握医学、护理学专业知识。要有过硬的技术,就必须善于学习,勤于钻研,不断丰富和充实自己,精通本专业知识,娴熟掌握本科业务技术,及时掌握国内外护理专业的新动态,这样才能指导全科的护理工作,解决好护理工作中的疑难问题。

护士长要善于学习和汲取他人的经验,不断吸收和学习别人的先进技术,还要不断地组织传授先进业务技术,提高护理队伍的整体素质。同时,护士长还要大胆实践,积累经验,勤于思考,勤于记录,善于把自己的经验和成功做法整理出来,上升为理性的知识,撰写成护理论文。

护士长必须有敏锐的洞察力、时代的紧迫感,不能满足于现状,而要勇于探索,及时发现新的护理工作制度及科学的管理方法,善于借鉴及运用别人的经验,结合自己的实践,改进工作方法,并以科学的态度去开拓、创新,带领广大护理人员积极提高护理质量,促使护理事业得到不断发展。

文化科学基础知识:语言、文学、美学、逻辑学等基础科学知识。

专业理论和实践知识:内、外、妇、儿科护理学、护理学基础知识等。

管理科学知识:管理心理学、组织行为学、人事管理学、领导科学等。

(三)良好的心理素质

1.有坚强的意志(自我心理调整) 在确立的目标上,任何时候不盲从,不受内外各种因素的干扰,遇到困难不气馁,取得成绩不骄傲,紧要关头能冷静。

护士长既要组织领导病房的护理工作,又要管理病房的各项行政事务,协调医护、护患及科室之间的关系;各级领导及医护人员都会从不同角度对护士长工作做出评价。护士长对来自各方面的评价常会产生这样或那样的心理矛盾,在工作得不到领导的理解和认可时最易出现心理失衡,直接影响工作情绪。这时,作为护士长就要学会自我心理调整。首先,培养自己具有博大的胸怀,要求自己能听取各种不同意见,利用职业角色约束自己的冲动情绪,用理智战胜情感,主动、坦诚地与领导沟通。其次,对自己的工作学会自我评价,取得成绩不求表扬,对待批评要理智,善于克制情绪,变批评为动力,用自我激励来代替外界压力。

2.有宽广的胸怀(心理换位) 在护理工作中遇到各种麻烦时,学会换位思考。如护士因个人某种要求未得到满足而抱怨时,不应过于责怪,而应该去理解、体谅、关心帮助解决实际困难,并深入沟通交换思想。心理换位会不断消除心理上的不相容因素,使自己保持一种放松向上的良好心态面对一切,适应多种角色,并以沉着持重,处事不惊,镇定自若,赢得护理人员的信任,使护士长成为科室护理队伍的主心骨。

3.有自信心 护士长要相信自己的能力,相信自己能够激励和带领下属。自信是积极工作和克服困难的前提,也是激励全体护理人员积极性的重要因素。

(四)良好的身体素质

护士长管理工作具有脑力和体力相结合的复合型劳动特点。健康的体魄与充沛的精力是必不可少的,因此,要注意身体素质的锻炼,朝气蓬勃地带领护理人员完成繁重的工作任务。

学习任务8.3 护士长的培养与角色适应

一、护士长的培养与考核

(一)护士长的培养

随着人事制度改革的不断深化,医院新聘任的护士长大部分由基层推荐,从临床一线逐级选拔,通过竞争上岗走上管理岗位。他们虽然都是护士岗位上的佼佼者,但与优秀护士长的要求还有一定的距离。作为最基层的管理者又是新上岗的护士长,不仅要具备一定的管理能力,还要在今后的工作中不断学习,更新知识,加强自身素质培养,充分发挥在护理管理中的作用。

如何将一名普通的护士逐步培养成一名优秀的护士长，必须从以下几方面提升。

1.高尚品德的培养　护士长是医院最基层的领导者，护士长综合素质的高低直接影响到医院管理质量的优劣，工作中应注意加强自身品德修养，在进行各种诊疗活动中要以身作则，严格要求自己，认真贯彻执行国家的各项方针、政策及规章制度，绝不为一己私利而突破道德底线，做遵守职业道德的模范，使自己真正从思想上成熟起来，以高尚的医德及人格魅力成为护理人员学习的榜样。在当前市场经济体制下，护士长具有高尚的道德品质和良好的医德显得尤为重要。

2.爱岗敬业，正确价值观的培养　对新上岗的护士长，要进行岗前培训，树立正确的价值观，教育他们具有高度的责任感和强烈的敬业奉献精神，要热爱护理事业，一心扑在工作上，做到干一行爱一行。新时期护士长必须具有思想上的成熟性、高度的责任感、强烈的事业心和奉献精神。

3.角色的转换及社会适应能力的培养　从一名护士到护士长，要尽快做好角色转换，以适应新的角色。首先，要了解并熟知护士长的岗位职责，按照岗位职责和医院的规章制度做好常规性的管理工作，使科室的各项护理工作步入正常的运行轨道上来。同时，护士长作为一名最基层的管理者，每天要处理许许多多繁杂的事务，要与不同层面的人打交道，上至领导下至同事及病人，护士长要学会与不同类型的人相处的艺术，以一种良好的心态投入到日常工作中，要注意培养自己宽广的胸怀，善于倾听不同的意见，遇事不急不躁沉着冷静，善于处理和化解各种矛盾，不回避与上级的矛盾。因此，护士长必须具有较强的社会适应能力与心理承受能力，才能处理好方方面面的事务。

4.业务素质及科研创新能力的培养　良好的业务素质是护士长必备的素质之一，作为一名护士长要有全面的知识，特别是专科知识，因此要求护士长加强新理论、新知识、新技术的学习，了解本专业的动态，掌握本学科的先进知识、先进技术。在关键的时候能拿得起，如各类急危重症的抢救、疑难问题的处理、复杂高难度技术的操作等，在业务上是学科的带头人。另外，还要创造宽松的环境，培养其创新意识和科研意识，使其逐渐养成良好的兴趣和习惯，使他们在工作中善于发现问题并能解决问题，对有科研及创新意识的护士给予重点培养和关注，对有科研成果的人员给予奖励。

5.组织协调能力的培养　作为护士长，要尽快学会处理好各种人际关系。在接受上级部门的任务时，要有大局观念，全力以赴贯彻执行；同级部门之间，要互相帮助，做好配合；同时还要协调好与辅助科室、后勤部门之间的关系；特别是科室主任、医生、护士之间的关系，在日常的工作中，要尊重科主任，有事及时汇报，取得科主任对护理工作的支持，注意营造科室宽松的工作环境，使医护之间做好配合。

6.培养管理艺术，增强非权利性影响力　现代管理强调的是人性化管理，作为护理管理者，其管理理念必须适应新形势的需要，即由过去的单纯管理型向现代的服务型转变。所以，护士长要有新型的管理理念，增强服务意识，为下属发挥才能、施展才华创设一个宽松和谐、团结友爱的工作环境，使他们有安全感，更有归属感。新上岗护士长要想尽快得到大家的认可和拥护，须严格要求自己，率先垂范，对待工作严肃认真，有科学的工作作风，学会做思想工作，善于同不同意见的人沟通思想。在对待患者方面，经常深入病房，帮助病人解决实际问题，善于应用沟通艺术，正确处理好与患者之间的矛盾。在处理护士的问题上，要尊重护士，对护士一视同仁，遇到矛盾积极沟通，消除误解，对护士关心体贴，在护士有困难时伸出援助之手，要理解、帮助护士,做护士的知心人,努力在科室形成一种团结友爱的工作氛围,使护士心情舒畅,发自内心地主动工作,使护士由被动服务为主动服务。在工作中,护士长要用自己的一言一行影响周围的人员,努力从多个方面提高完善自己,增强非权力影响力,同时逐步培养提高她们的管理能力,让他们充分了解护士长的工作性质,用现代化的管理理念做好管理工作。

(二)护士长的考核

1.考核的意义 护士长是护理工作最基层和最直接的领导者,护士长管理质量的高低直接影响护理工作的水平,关系着医院的发展。科学全面地评价护士长工作质量,有的放矢地协助提高护士长管理水平有着重要意义。

2.考核的原则

(1)坚持实事求是 要坚持实事求是的原则,反对弄虚作假,应客观、全面、真实地对其进行考察与评价,防止用感情、偏见和主观想象代替客观事实。

(2)坚持在实践中考核 对一个护理管理人员的认识有静态和动态之分。静态考察是指查阅护士长管理资料、个人鉴定等有关材料;动态考察是指在工作中考察,看其工作能力、质量效果和实际水平如何。

(3)坚持领导、群众、个人相结合的原则 要从一个立体的方位上从不同的层面进行考核,听取领导、群众及被考核者的意见,才能做到兼听则明、考核准确,反对一个人说了算、轻易下结论的草率做法。

(4)坚持标准 制定考核标准,考核标准尽量用数据表达,采用客观指标,具有很强的可操作性,还要有保证这些考核顺利实现的严格制度。

3.考核办法 考核可采用多种形式和方法,主要形式有以下几种。

(1)自我考核 根据护理工作的要求和标准,定时进行自我评价。

(2)群众考评 采用多种方式征求有关人员(同行、医生、病人等)对被考核者的看法,并组织讨论,做出评价。

(3)领导考核 由领导者来进行评价。领导可以是个人,也可以是集体。

以上考核形式可单独使用或结合运用,以达到全面、科学、准确地考核护士长的目的。

考核的方法有多种多样,但每种方法都有其优点和不足,需要取长补短,结合使用。现介绍几种常用的方法:

(1)个人判断考核法 由考核者判断、评价被考核者优劣的一种方法。

(2)工作标准法 根据护士长的工作要求(包括工作质量、数量、时间等)制定统一的工作标准,并以此标准衡量其工作质量的优劣(表8-1)。

表8-1 某医院护士长考核标准

项 目	指 标	标准分	得分
工作完成情况(10分)	1.工作目标明确,计划安排合理	3	
	2.按时完成护理部布置的各项工作	3	
	3.上报材料及时,到会及时	1	
	4.及时填写并上报护士长手册	1	
	5.节假日参与病房值班	2	

续表

项　目	指　标	标准分	得分
学习培训 继续教育 护理查房 （10分）	1.参加院里组织的各项培训	2	
	2.继续教育学分达标	2	
	3.按计划完成业务学习计划（每月二次），并有原始记录	3	
	4.按计划完成护理查房（每月一次），并有记录	3	
病人护理 （20分）	1.检查各项护理工作的落实，每周一次	5	
	2.每天查看病人一次，全面掌握重点病人护理工作的执行情况	5	
	3.组织并参加床头交接班	5	
	4.积极参加危重患者抢救	5	
病房管理 （20分）	达到病房管理质量标准	20	
护理质量 达标（20分）	1.基础护理合格率达到90%	5	
	2.危重病人护理合格率达到90%	5	
	3.护理文件书写合格率达到95%	5	
	4.急救物品合格率达到100%	5	
护理差错 护理投诉 （15分）	1.严格执行各项规章制度，无护理差错	10	
	2.无护理投诉	5	
综合素质 （5分）	热爱护理事业，具有高尚的职业道德和优秀的个人品质，有强烈的事业心，敢于负责，勇于奉献，能不断开拓创新，创造性地开展工作，团结协作，率先垂范	3	
	具有良好的群众基础	2	

加分：①以科室为单位，在核心期刊上发表论文，每篇论文加1分。

②以科室为单位，开展护理新技术，每项加2分。

③以科室为单位，每封表扬信加2分。

（3）考试法　考试是考察护士长专业理论知识、技术操作水平的有效方法。

（4）序列法　首先确定若干考核要素，再根据每一要素确定被考核人员的序列，再将序列相加，得出最终序列和成绩（表8-2）。

表 8-2　某医院护士长综合考核一览表

	工作完成	学习培训	病人护理	病房管理	护理质量	护理差错	总分
甲							
乙							
丙							
排名							

二、护士长的角色适应

(一)影响角色转换的因素

1.工作重点 护士的工作重点是护理患者,随时观察病情变化,及时执行医嘱,完成对患者的全部护理工作,而护士长要全面掌握整个科室的患者情况,指导重点患者的护理,做好科室的质量控制,协调各方面的关系,以科室管理为重点工作。

2.人际关系多元化 护士所面临的人际关系是相对简单的同事关系及护患关系,而作为一名护士长所面临的是多方面的关系,对上级包括护理部、各个职能科室等,对科室包括科主任、其他科室护士长等,对下级包括护士、护生、护理员等各种协调合作关系。一个护士本来具有良好的人际关系,但当成为护士长后,原本同级的护士成为被管理者,会突然觉得关系紧张起来,人们会用审慎的目光注视着自己的一言一行。由于自己从普通护士变成护士长,位置变了,说话的方式和态度也会因此而不同,易使人变得敏感,招致了"当官了就是不一样"的议论。此外,制定和修改了一些规章制度和岗位职责,必然会触及一些人的利益,遇到一些阻力,这使自己感到困惑和压力。

3.缺乏必要的管理知识 护士负责的只是责任区内的患者管理,保障患者的安全,而护士长除要求对科室的环境、质量等各方面实施全面管理外,对人员管理显得尤为重要,包括护理人员梯队的建设、合理排班、人员替代、继续教育等方面的管理。尽管自己是一名经验丰富、业务能力强的护士,但担任护士长却没有一点经验,显得还很稚嫩,虽然也在护士长的领导下领略过护士长的管理,但毕竟是看而不是做。面对诸多的管理问题,自己不知如何处下手,有些力不从心。

4.在家庭角色的改变 普通护士刚担任护士长时,由于繁忙的事务和过多的责任,常常会早走晚回,甚至休息日也要加班加点,对家庭方面的照顾会明显减少,原来如妻子、母亲的角色相应要受到影响,处理不当也会影响工作情绪和工作质量。

(二)如何快速适应角色转换

1.注重人际关系协调

(1)正确处理与上级部门的关系 要正确理解和执行医院及护理部的管理规定和要求,适应领导的工作方式,寻求上级领导的支持和帮助,同时也要有大局观念,理解医院和护理部所做的决定,不能本位主义,总是站在自己科室的角度考虑问题,要顾全大局,学会分担,才能更好地得到上级领导的支持。

(2)处理好与科主任的关系 护士长是在护理部和科主任的双重领导下开展工作,在平时的工作中与科主任接触密切,要尊重科主任,了解科主任的性格特点、工作方法,争取科主任的支持与帮助。有些护士长对科主任不够尊重,自己一意孤行,遇事不请示汇报,不虚心求教,工作得不到科主任的支持,以致做起事来事倍功半。

(3)处理好与医生之间的关系 许多新护士长往往忽视协调与医生之间的关系,认为只要管好护士就行了,其实,协调与医生之间的关系也很重要,护士长既然是科室的领导者,对医生也负有行政管理的责任,与医生关系协调好了,医护之间的关系就会很融洽,会形成良性的合作关系。反之,医护之间互不信任,互相挑刺,互相推诿责任,整个科室气氛就很紧张,医生往往会将对护士的不满告诉科主任,久之,会在科主任心中形成不好的印象,认为护士的问题很多,护士长管理不善,影响对护士长的评价。

(4)处理好与护士之间的关系　新护士长的工作是否顺利,关键是看下属的护士是否认可,新护士长要尽快了解科内每位护士,了解他们的能力和优缺点,要量才用人,适时评价。处理护士之间的问题要公平公正,一视同仁,对待有缺点的护士不要一味地斥责、惩罚,除工作外,平时要掌握护士的思想动态,遇到问题及时给予帮助和照顾。以坦荡的胸怀容纳同事的对与错是护士长应具备的能力之一。

(5)处理好与相关科室的关系　如后勤维修保障部门、物资供应部门以及医技科室和其他临床科室,要互相尊重,以诚相待,建立融洽和谐的关系,遇到问题就会获得真诚的帮助。

2.业务知识学习及自身的素质的提高　通过对护理专业知识及相关医学基础知识的学习,善于整理专科护理中存在的问题,及时与同事沟通,找出问题的症结及解决问题的方法,避免盲目指挥。加强相关学科知识(如社会学、管理学、行为学、计算机应用等)的学习,并灵活应用于护理管理行为中,更好地发挥管理者的综合影响力,实施有效领导。

3.保持良好的身心素质　护士长在医院处于多层次、多方位、多角度、多类型的人际关系中,加之护理工作具有复杂性、广泛性、社会性。因此,护士长不仅要有健康的身体、充沛的精力、良好的记忆力、敏捷的思维,还要有良好的心理素质。满怀信心,以积极的心态面对挫折和困难,以乐观的情绪感染、带动身边的人,善于从烦烦的工作中寻找快乐和满足。

4.学会应用非权力性影响力　非权力性影响力由领导者自身素质和现实行为形成的自然性影响力组成。非权利性影响力制约着权利性影响力。当领导者的非权利性影响力较大,其权利性影响力也会随之增强。不断加强自己的品德、才能、知识、能力等方面的修养,在护士中树立起较高的威信,增强自身的凝聚力和号召力,使下属从心理上信服、尊敬、顺从和依赖,并改变他们的不良行为。要有高尚的道德情操,自觉献身事业的精神,吃苦耐劳,以身作则,在护理第一线带头工作,不计较个人得失,淡泊名利,无私奉献;时时事事做出表率,要求别人做到的,自己首先做到;要求别人不做的,自己坚决不做,把荣誉让给别人,把困难留给自己。

5.注重以人为本,调动护士工作的积极性　作为一名管理者,护士长应尊重、理解、关心、爱护并帮助每位护士。为他们创造一个和谐宽松的人际环境以及良好的工作氛围,最大限度地满足不同个体合理的心理需求,调动每个人工作的积极性、主动性、创造性。

6.严格质量管理,增强医疗安全意识　护理管理应严字当头,着眼于各要素的质量,以统筹全局。具体抓环节质量,重视终末质量,进行质量反馈、控制。对工作中突出的成绩提出表扬,对工作中的不足及缺陷及时提出整改方案,提高护理质量。

7.学会运用管理艺术　护理管理是艺术,也是技巧。一位富有管理艺术的护士长,善于用简练的语言表达自己的意图;善于做思想工作,抓住护士的心理,即使批评也能让对方接受,达到预期的效果;善于交往,能够与各种不同意见的人沟通思想;善于明察秋毫,辨明是非,具有敏捷的思维和准确的判断能力,能及时发现问题,做出正确的决策,应对自如。

从护士到护士长的角色转换,是人生中一次大的改变,面对许许多多的问题与压力,如果处理不当,会导致悲观、抑郁以及科室护理工作的混乱等。因此,不断加强自身各方面能力和素质的学习和提高,有较强的创新意识和开拓精神,对工作敢抓、会抓、敢管、会管,敢于讲真话,勇于承担责任,讲究方法,注重实效,快速适应新的角色,有利于护理队伍的稳定和管理质量的提高。

知识拓展

1.图书《向世界最好的医院学管理》

梅奥诊所是世界上最具影响力的私人医疗机构,也是全世界的医学圣地,它的顾客上至总统王室,下至平民百姓,从建立至今已有百年的历史。它几乎不投放任何广告,全世界医疗界乃至管理界却对它耳熟能详,它以其卓越的管理理念和实践堪称管理界的活化石。

组织能力的卓越绝对不仅仅只与科学相关,同时还与"艺术"相关,如人文关怀、教导、协作、慷慨的行为,个人的勇气和引导人们做出决定并付出额外努力的核心价值观。

把顾客摆在第一位,常常是医院乃至服务行业的口头禅,但是这句话却在梅奥诊所得到真正贯彻。它如何能始终遵循"患者至上"? 这本书将第一次揭开这个秘密。在现今行业事故频发、急需社会责任感的世界,梅奥的管理艺术将照亮一条道路。

2.相关专业词汇中英文对照

(1) chief nurse	护士长
(2) psychological quality	心理素质
(3) physical quality	身体素质
(4) coordinating ability	协调能力
(5) quality control	质量管理

内 容 小 结

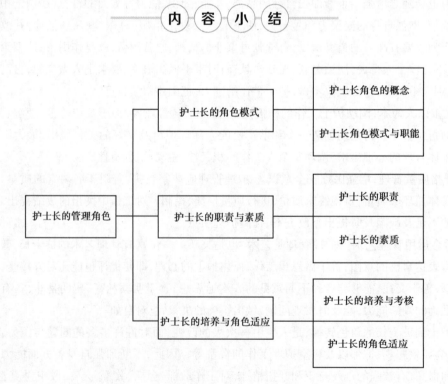

思考与训练

一、简答题

1.护士长的角色有哪些?

2.护士长的职责是什么?

二、案例分析题

生物学家研究发现,雁阵具有以下功能:每只鸟扇动翅膀的时候,都会带动跟随其后的那只鸟更加热情高涨地飞翔。通过排成人字形,利用它前面飞行的那只大雁带来的向上的力,而不是试图单独飞行。在雁群飞行当中,最辛苦的当数头雁,因为它没有任何力量可借。当一只头雁疲倦了,它就会自动退回到队伍中去,而由另外一只已经事先安排好的大雁取代头雁的位置,后面就是坚定的追随者。大雁每年秋天要从北向南飞,春天由南向北飞,飞行距离达到好几万英里,光是一天内就可以飞越好几百英里的距离,这一世间奇观,靠的就是其坚忍不拔的意志、不懈的追求和坚强的团队精神。

思考:

雁阵精神给了我们什么启示?

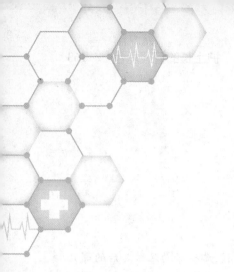 **【故事引入】**

　　小陈在医院实习已经有一段时间了,在以前的理论学习中,小陈明白静脉穿刺操作会增加护士经血液获得感染的危险性,是护理工作中一项重要的职业健康危险因素,这在以往的研究中已经有报道。此外,还有研究证实,静脉穿刺操作时戴手套可以降低感染的概率。然而,在实际操作中却有很多护士不戴手套。这是为什么呢? 有哪些因素可以影响护士在静脉穿刺时使用手套呢? 观察到这些情况,小陈进行了思索,并且决定将此研究问题确定为自己毕业论文的选题方向。

　　思考:
　　1.小陈的研究问题来源于哪一方面?
　　2.对于这个问题,小陈主要应采取什么样的研究方法?
　　3.小陈的这篇毕业论文该如何撰写?

　　分析:
　　小陈的研究问题来自临床护理实践,这也是研究课题的主要来源。小陈在实习过程中很敏锐地捕捉到了这个问题,要想分析清楚这个现象,他应该主要采取质性研究的相关方法,一步一步找出护士在实际工作中不坚持戴手套的原因。在毕业论文的撰写时,小陈应该严格按照护理科研论文的要求来完成写作。

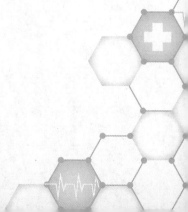

项目 9　护理研究

📖【学习目标】

1.掌握质性研究、量性研究的概念；明确实验性研究、类实验研究和非实验研究的区别。

2.能格式正确、观点鲜明、层次清晰撰写护理论文。

3.培养努力钻研、求真务实、严谨踏实的护理科研态度。

护理学是一个科学性很强的专业，需要通过大量的研究工作及研究成果的推广与应用来促进自身的发展，完善其独特的体系。运用科学的方法进行研究，可以使护理人员更好地发现和解决护理工作中存在的问题，进一步提高护理工作质量。同时，护理研究的开展还可以使护理与其他专业发展并行，从而保持护理学专业的独立性和科学性的特征。

✒️ 科研名言

在科学上没有平坦的大道，只有不畏艰险沿着陡峭山路攀登的人，才有希望达到光辉的顶点。

——马克思

我要把人生变成科学的梦，然后再把梦变成现实。

——居里夫人

优秀的科学家必定是某种程度的狂人。

——卡皮察

科学的永恒性就在于坚持不懈地寻求之中，科学就其容量而言，是不枯竭的，就其目标而言，是永远不可企及的。

——卡·冯·伯尔

学习任务 9.1　护理研究概述

一、科学研究概述

1.科学　科学是由拉丁文"Sdentia"而来，意指"探讨自然现象和其间关系的知识体系"，实际上科学是反映自然、社会、思维等客观规律的知识体系。科学的研究过程就是对未知或未完全知道的事物的认识过程,也是从感性认识到理性认识的思维过程。

2.科学研究　科学研究是一种有系统地探索和解决问题的活动,并能从中获得客观规建和产生新知识,进而阐明实践与理论间的关系。科学精神最根本的一条就是实事求是,科学的本质应是:①合乎逻辑,如一个铜板落地不能同时看到两面图案,所有生命都有生、老、病、死,并无例外;②可验证,即可被重复,如向空中抛苹果,因地球吸引力而苹果落地是可被重复的;③科学研究着重一般共性问题,而不是个别现象,如研究胸部术后如何指导病人做深呼吸和咳嗽、有助于病人康复的研究结果,可用于所有该类术后患者;④探讨事物因果关系,科学研究是建立新理论、发明新技术等一系列的创新过程,如探索恢复健康的各种功能,促进疾病向健康转化,最终达到预防和治疗疾病,以增进人类健康为目的。

因此,科研工作具有探索性、创造性和连续性,科学研究就是以系统的研究方法来探索和了解事物的现象为目的的,其结果可表现三个方面的内容:①描述事物的现状;②发现事物的内在联系和本质规律;③引出定律或产生理论。

📖 **知识链接**

科学家发现非洲沙漠里的一种蚂蚁并不是依靠气味来识别路途,究其原因,科学家们意见不一。其中,有一种理论认为,这种蚂蚁体内有"计步器"功能,当蚂蚁离开巢穴时,计步器就开始工作,统计蚂蚁的步数;当蚂蚁开始返家时,计步器反向工作,当计步器清零,蚂蚁回到家中。

这毫无疑问是一种引人注意的、很有趣的假说。但这一假说是对的吗?长期以来,人们无从得知。前几年,科学杂志发表了一篇生物学论文,试图论证"计步器"假说的正确性。其论证办法是在蚂蚁家门口捉一些蚂蚁,分成两组,快速把第一组蚂蚁的腿截掉一半,接到第二组蚂蚁的腿上。这样,第一组蚂蚁的腿缩短了一半,第二组蚂蚁的腿延长了一倍。如果"计步器"假说正确,可以预测的是,腿被截掉一半的蚂蚁在返家的中途即开始团团转,表现出找家的行为;而腿被延长的蚂蚁,则会跨过自己的巢穴,继续向前多走一半的路程,才会表现出找家的行为。最后,实验结果显示,这个假说居然是正确的。蚂蚁找家行为的表现与这一理论的预测一模一样。

思考:

这个故事告诉我们什么?怎样进行科学研究?

分析:

"非洲蚂蚁找家"的故事告诉我们,科学研究有四个步骤:第一步是观察现象,提出问题;第二步是提出理论,做出猜想;第三步是从假说和理论出发,提出一系列的预测,这些预测本身基于理论的内在逻辑推演而出来;第四步是系统性地搜集经验、事实和证据,并把这些同理论预测相对照。

如果理论预测和经验事实一致对应,则该理论成立;如果不一致,则该理论不成立,需要去寻求一个新的理论。这就是我们迄今所知道的所有科学研究的四个步骤,这四个步骤缺一不可。

二、护理研究的内容

护理研究分为基础性研究和应用性研究,目前大部分护理研究内容着重于应用性研究。护理研究的内容包括以下几个方面。

1.各专科临床护理研究　各专科临床护理研究是指对各专科的护理技术、特护措施、护患关系、应用新技术、新仪器等方面的研究,它可直接提高护理工作质量。

2.护理管理研究　护理管理研究包括有关护理行政管理、领导方式、护理人才流动与合作安排、护理人才培养与选择、人力资源利用与开发、工作绩效考核和护理质量控制与改进等方面的研究。

3.护理教育研究　护理教育研究探讨护理教学的课程设置、教学方法、教学评估方法、人才培养模式、师资培养、护士在职教育和继续医学教育等方面的问题。护理教育的研究是护理研究最早选择的课题,对护理教育的不断研究,使教学课程及评估体系更好地适应护理学科的不断发展,满足临床护理工作的需要。

4.护理理论研究　护理理论研究包括发展有关的护理哲理、各种护理模式和理论方面的研究。

5.护理学历史研究　护理学历史研究着重于有关护理学起源、变化和发展方向等方面的研究。

6.其他方面的研究　护理研究的内容广泛,除上述研究内容外,还包括其他如评价几种护理方法、探讨临床护理工作时间安排、探讨护理措施落实的有效性、老年病人的护理及社区护理等。随着护理学科的不断发展,护理研究的范围越来越大,护理研究的内容也越来越多。

三、护理研究的方法

护理研究的方法可分为量性研究和质性研究。按照是否有人为的处理因素,又可将之分为实验性研究、类实验性研究和非实验性研究。

(一)质性研究和量性研究

1.质性研究

(1)概念　质性研究又称定性研究,是指研究者通过研究对象的主观资料和研究者进入到当事人的处境中参与分析资料,找出人类生活过程中不同层次的共同特性和内涵,用文字描述报告结果。质性研究侧重于探讨现象的本质,发现新理论框架和模式,了解和解释量性研究无法解释的现象和问题。质性研究还可以为护理科研提供研究某些特殊群体的需求、现象和问题的方法,并提供相应的护理措施。

(2)方法　常采用个案研究、现象学研究、根基理论研究、人种学研究、现场研究(也称实地研究)等。质性研究通过研究者深入到研究对象的生活中,并保持现实的自然状况,采用面对面的个案互动研究方式,了解动态现象和各种局面的前景,获取研究资料。质性研究收集资料常采用多种方法,如访谈法、观察法、记录行为过程等。

(3)意义　质性研究是一种具有科学性的研究方法,它从实际观察资料的研究中发现共性问题,能对某些特殊现象和问题进行研究和解释,属探索性和叙述性研究,并从中建立新模式,发现新知识和新理论。

2.量性研究

（1）概念 量性研究是指规定收集资料的方法,通过数字资料来研究现象的因果关系。此研究方法认为,获得数字的研究可测量精确,较客观地描述现象和问题,通过使用统计学方法分析资料和设对照组,避免研究中的偏差。大多数研究是量性研究,目前医学和护理学杂志所刊登的论文大多属此类。量性研究的内容,包括科研设计、资料处理和统计学分析等。

（2）方法 常采用实验法、调查法和历史研究法。量性研究在课题确定后要有科研设计,对研究形成假设,并规定收集资料的方法。

（3）意义 量性研究是一种计量研究方法,一般只能解释所提出的研究问题变量之间的因果关系,通过观察指标获得数字性资料,用科学方法来验证模式和理论或进一步发展理论。量性研究具有一定的客观性和代表性,是各学科常选用的一种研究方法。

（二）实验性研究、类实验性研究和非实验性研究

1.实验性研究

（1）概念 实验性研究又称干预性研究,是随机地将研究对象分为实验组和对照组,实验组人为地接受或排除某种因素、其他任何干预措施,对照组则不接受或不排除某种因素或给安慰剂,然后验证假设,确定结果。在护理研究中,常规护理措施、新的护理措施的研究与评价和最佳的护理方法的选择等均属此范畴。

（2）实验性研究的三要素 干预因素、受试对象和实验效应。①干预因素,是指外界施加在受试对象的因素,可以是物理的、化学的或生物的。根据实验的目的选择干预因素,施加干预因素时要在统一的条件下施予统一的干预因素。②受试对象,必须同时满足两个条件,一是对干预因素敏感,二是反应比较稳定。受试对象可以是人或动物,对其选择要有统一的诊断标准、入选标准和排除标准,对其的影响因素要进行控制（如年龄、性别等）。③实验效应,是通过实验指标来反映的,是指干预因素作用于受试对象所产生的效果或反应。选择效应指标非常重要,要考虑其客观性、灵敏性、准确性、稳定性及关联性。

（3）特点 任何一个实验性研究均须具有以下三个特点:①有人为的施加因素,研究者依据研究目的对研究对象施加了某些护理措施或处理方法,这些因素是研究者作为研究的自变量来观察的。由施加因素得出的结果就是研究的因变量。实验性研究和非实验性研究的根本区别在于,研究者在实验性研究中依据目的而施加了干预因素。②设立对照组,任何一个实验性研究依据其施加因素的多少至少设立一个对照组,其目的是尽可能地控制附加变量,以降低附加变量对研究结果的影响。③随机分组,即研究对象被分在实验组或对照组均采用随机的方法确定,使实验组和对照组能在均衡的条件下进行比较,使样本更具代表性。

（4）实验性研究的基本原则 ①对照,是指除了观察要素外,实验组和对照组的条件须尽量相同,排除其他影响因素使其具有可比性,从而对实验所观察的项目得出科学的结论,对照是实验设计中的首要原则。②随机,其目的是避免人为的主观性,使符合研究者制订的观察对象的标准而被选中的研究对象,均有同样的机会进入实验组,最大限度地降低附加变量的影响,使样本更具有代表性,得出的研究结果更能反映总体的客观情况。③重复,即实验样本必须足够大、实验结果应经得起重复实验的考验。重复是保证科研结果可靠的基本方法。

（5）意义　实验性研究能反映研究的科学性和客观性，能准确地解释自变量和因变量之间的因果关系，是检验因果假设最有说服力的一种研究设计。

2.类实验性研究

（1）概念　类实验性研究与实验性研究相似，设有对研究对象的护理干预内容，但设计内容缺少随机分组或没有设对照组，或两种设计内容都没有。在护理实践中当无法严格地控制附加变量而不能采用实验性研究来回答因果关系时，最好采用此研究。

（2）特点　同样具备人为施加因素的特点。类实验性研究与实验性研究的根本区别是类实验性研究缺少实验性研究的另外两个特点中的一个或两个均不具备，即没有设立对照组或不是采用随机原则分组，或两个条件均无。

（3）意义　类实验性研究对因果关系论述较弱，但能说明一定的问题。由于不能很好地控制附加变量，可信度不如实验性研究。

3.非实验性研究　非实验性研究是指研究设计内容对研究对象不施加任何干预和处理的研究，包括描述性研究、比较性研究和相关性研究等。

（三）回顾性研究和前瞻性研究

1.回顾性研究

（1）概念　回顾性研究是运用现有的临床资料如病历进行分析和总结的一种方法。

（2）特点　不需要随机分组及预先进行设计，资料均是从随访调查或病历中得到的，具有省时、省力、省钱的优点，易被医护人员采用，但误差大，人为的主观因素多，其结果不能做出科学结论，只能用作试探性研究。

（3）意义　回顾性研究的结果，可作为经验总结和发现研究问题，为进一步深入研究提供线索和依据。

2.前瞻性研究

（1）概念　前瞻性研究又称预期性研究，多采用随机对比方法进行研究，是一种科学、合理的研究方法。

（2）特点　研究人员相对固定，有严谨的研究设计和明确的研究指标，设有对照组，具有可比性。

（3）意义　前瞻性研究的结果是可信的，可作出科学的结论。

学习任务 9.2　护理研究的步骤及研究课题的选定

一、护理研究的步骤

（一）选题阶段

1.确定研究课题　发现研究问题，通过查阅国内外文献了解该研究问题的背景资料，形成合适的研究课题。

2.查阅文献　与确定研究课题同步进行，是非常重要的一步。目的是了解研究现状，避免重复,启发研究思路。

3.形成理论框架 形成理论是科学的最终目的,是在理论框架下进行的研究,其研究结果的意义和应用价值更大,持续时间更长。在许多以理论为基础的研究中,研究问题的形成是基于理论框架。

4.形成研究假设 研究假设是对研究预期结果的陈述,是在研究之前先预测研究结果,描述变量之间的关系。

(二)设计和计划阶段

1.选择研究设计 研究者要决定采取什么方法回答研究问题,怎样克服研究过程中遇到的困难,选择哪种研究设计更合适,用什么方法来提高研究的信度和效度。

2.确定研究对象 要确定研究的总体和样本、样本的特征、入选标准和排除标准等。

3.确定收集资料的方法 为了获得研究问题的真实情况,收集资料的方法应尽量准确。有很多收集资料的方法,如生物心理测定、自我报告和观察法等。

4.设计抽样计划 研究资料通常来源于样本,而不是总体,选择样本强调其代表性或典型性。因此,要通过合理的设计,选择合理的抽样方法,以增加样本的代表性。抽样方法分为概率抽样和非概率抽样。

5.形成研究设计 写出研究设计,可以是开题报告或研究课题的申请书。

6.预试验 在进行正式研究之前,要进行预试验。目的是进一步验证研究的可行性,及时发现研究设计中不合理的地方,及时修改。

(三)实施阶段

1.收集资料 收集资料通常按照研究计划进行。这个阶段要保证资料的准确性和完整性,防止收集资料过程中出现资料的缺失、错误或延迟。

2.整理资料 收集资料之后,在正式分析资料之前,要对资料进行整理分类,例如建立数据库、编码等。

(四)分析阶段

1.分析阶段 资料本身不能回答研究问题,要经过研究者的分析,才能揭示研究问题或现象的规律。分析资料主要有质性分析和量性分析。质性分析涉及叙述性、非数字资料以及对资料进行归纳和综合。量性分析,也就是统计分析,大部分研究资料要经过统计分析。

2.解释结果 对于研究结果进行解释,就是撰写研究报告的主要过程。

(五)撰写论文

科研论文是研究工作的总结,也是科研工作的重要组成部分。论文内容包括选题背景、研究目的、资料来源、研究方法和对所得结果的整理、归纳和分析等,并对研究的结果进行充分讨论。论文要求有一定格式,立意新。一篇高质量的论文,不但内容要充实,文章也应做到通俗易懂,全文结构前后应连贯和相互呼应,易于达到交流目的。科研论文的文字表达要准确、精练、平实、严谨,语法修辞要合乎规范,句子长短要适度,要采用医学科技语体。文章写完后要进行多次修改。

(六)论文报告阶段

1.交流研究结果 研究结果若不进行交流,该研究则毫无意义。交流研究结果可以有多种形式,包括论文、研究报告或学术研讨会等。

2.应用研究结果 将研究结果推广到实际工作中,并得以验证。

二、研究课题的选定

选题,即提出问题和确立研究问题,是进行科学研究的最重要最有决定意义的一步,是每项科研工作的起点。它在一定程度上反映了科学研究的水平和研究成果的价值,同时也决定了最后论文的水平。科研选题就是从战略上选择科学研究的主攻方向,确定研究课题的过程和方法。选题应充分考虑,事先做好调查,阅读相关资料,了解课题背景和研究方向等。

(一)选题原则
选择科研课题首先要在本身需要与可能相结合的总原则下进行,还得遵循以下基本原则。

1.科学性原则 科学性原则也称合理性原则,选题须有严谨的科学理论和鲜明的客观事实做依据,不是主观臆测的。只有进行理论思维,才能把握事物的本质和规律,才能"入木三分"地说明问题。选题不能与已确证的科学规律相矛盾,选题不能含糊,而应明确、具体,不但要考虑是否满足社会和科学发展的需要,而且还要看选题本身是否合理,要具有实用价值,要确实可行。

2.创新性原则 创新性的具体含义包括:①前人没有研究或涉足的领域;②前人已有研究,但本人提出新的观察资料和新的实验结果,对现有的理论提出新的补充、修改和发展;③国外已有研究报道,还需要结合我国国情进行研究、验证,引进新的医学原理和技术,填补我国的空白;④别人已完成、已发表但未推广应用的科技成果,通过自己的研究设计,促使成果转化,获得重大的经济效益和社会效益。科研选题若符合上述四条的任何一条,就具备了创新性。创新是科研的基本条件,没有创新,就不是科学研究。

3.可行性原则 选题时要充分估计到完成本课题的必要条件(仪器、设备、实验对象、时间、经费等)是否具备。可行性原则是指在选题时要考虑现实可能性,它体现了科学研究的"条件原则"。一个课题的选择,必须从研究者的主、客观条件出发,选择有利于展开的题目。如果一个课题不具备必要的条件,无论社会如何需要、如何先进、如何科学,没有实现的可能,课题也是徒劳,选题等于零。可行性原则是指具备拟定课题的主客观条件,包括人力、物力、财力、技术力量等。可行性的具体要求包括:①申请者技术职称符合要求,并具备一定的研究经验和完成申请课题的能力;②课题组成员是一支知识和技术结构合理的研究队伍;③与申请课题有关的研究工作,已有一定的积累;④基本工作条件和工作时间有可靠保证;⑤申请者和每位主要成员参加的研究项目不多于两项。

4.需要性原则 需要性原则是指选题要面向实际,着眼于社会的需要,讲求社会效益,这是选题首要和基本的原则,体现了科学研究的目的性,即目的原则。这里所谓需要,包括:①根据社会实践的需要,尤其应着眼于护理学科的发展需要和临床实践需要,应尽量选择在护理领域有重大意义或迫切需要解决的问题,预期结果对学科发展影响较大,有一定的经济效益和社会效益,这是它的社会意义。如近几年社区居民康复的护理就是迫切需要研究的问题,而且意义很大。②符合科学本身发展的需要,这是它的学术意义。③二者兼有。另外,选题方向要符合科研基金资助的方向。例如,自然科学基金用于资助基础研究,临床应用研究课题就不能申报该基金。

选题时除了遵守上述原则,还要避免贪大贪多,不要选择题目过大的研究问题。遇到大问题,要把大问题分解为小问题,先从界限清楚的小问题开始研究。另外,最好结合自己的专业和特长选题。

(二)研究问题的来源

许多初做研究的人感到研究无处着手,找不到合适的研究问题。以下几种途径可以帮助寻找研究课题。

1.从临床护理实践中选题 这是常用的选题渠道,是研究课题的主要来源。在工作中常常遇到一些问题,想解释又无法解释,想解决又无法解决。这些朦胧的想法,就是课题的萌芽。要善于捕捉这些初始意念,才有可能不断地找到研究课题的来源。在工作中要善于捕捉信息。例如,某内分泌科护士长在工作中探索一种较好的糖尿病饮食知识教育形式。分别采用食物模型及口头、文字、图片的形式进行相同内容的糖尿病饮食知识教育,通过问卷测试及监测血糖变化观察教育效果。她就提出了这样一个课题——应用食物模型进行糖尿病饮食教育的方法和护理。

2.从国家政策或国家的招标课题中选题 每年各学科都颁布国家级和部级的招标课题,可以通过这些途径申请到课题,但是涉及护理领域的研究课题较少。

3.从学术信息上选题 可以从期刊、书籍或会议获得研究的问题。许多论著或科研论文的后面会提示下一步研究的方向,本研究的局限性和改进的建议。对查阅文献的再思考、对信息的再整理,是很多研究者选题的途径。另外,与人交流中也可以获得研究的信息。

在护理工作中,最为重要的是养成探究、怀疑和善于挑战权威的思维习惯,突破已有的习惯做法或思维定式,以开拓研究思路。例如,对于日常工作经常进行反思:"这么做有什么科学依据吗?""有什么更好的办法取代现有的方法吗?""若采取新的方法,对护士或病人产生什么影响?"久而久之,就会产生许多可以研究的问题。

(三)研究课题的命定

研究课题的题目反映全部研究内容的主题思想,是指导研究课题各种设计和安排落实的主线,同时也反映研究者对某一问题在理论认识上的深度。科研题目的命定,字数一般不超过25个字,而且应包括处理因素、受试者和预期目标(或预期效应)三个部分。命题的题目必须做到:处理因素具体;受试者明确;预期目标限定、明确。文题的长短虽不足以影响一篇论文的篇幅,但在文献信息中,一篇医学论文能否引起读者的注意,其文题的好坏很关键。医学论文文题应以简短精练、高度概括的语言,准确得当地反映论文最重要的特定内容。

(四)研究问题的陈述

选择研究课题的前后,需要查阅大量的文献资料,系统了解该研究问题国内外的研究背景、现状和存在的问题。对于要研究的现象或问题,通常要思考以下10个问题:①什么原因引起某现象或问题;②该现象或问题的范围有多大;③为什么出现该现象或问题;④什么时候出现该现象或问题;⑤什么因素导致该现象或问题;⑥什么因素影响该现象或问题;⑦该现象或问题的程度如何;⑧该现象或问题在什么情况下严重;⑨该现象或问题有什么特点;⑩不处理其后果是什么,怎么控制有效。

以上问题可以帮助理清研究者的思路,从而帮助研究者清楚地陈述要研究的问题。

(五)研究目的的描述

任何研究者都有其研究目的和研究内容,这就要求清楚地描述出来。例如,研究课题为"75

岁以上老年人抑郁普遍程度的调查研究",该研究的目的是"描述 75 岁以上老年人中抑郁症状的普遍程度"。陈述研究目的应指明研究总体(75 岁以上的老年人)和研究变量(抑郁)。

(六)研究课题的评价

研究课题的确立要经过专家委员会的评价,达到一定的标准要求,才能获得研究资助或立项。一个研究课题是否能够立项关键是是否符合选题的原则。

1.研究课题是否重要或有意义　具体考察的问题包括:该研究问题是否为迫切需要解决的问题? 有无实用价值? 有无理论的参考价值? 对护士或群体健康有无益处? 对制定政策有无帮助? 若对以上任何一个问题回答"是",那么这个研究问题就是值得研究的。

2.研究课题是否具有创新性　这是评价研究课题的核心问题,没有创新的研究课题,就缺乏研究的意义。有无创新性的评价见选题原则部分。

3.研究课题是否具有科学性　有无科学性的评价见选题原则部分。

4.研究课题是否具有可行性　对课题考察包括以下几个方面:①研究资源,包括课题组成员的研究水平、研究成果、研究基础、设备条件、经费来源等;②政策和制度,该研究是否与国家的政策或制度一致;③研究时间,研究时间跨度多大,研究问题是否能够在限期内完成,是不是有亟待解决的问题,若有就不能用太多的时间去研究;④研究对象,是否为小概率事件,如压疮就是小概率事件,是否为可发生或不发生的问题,如并发症就是可发生或不发生的问题;⑤合作者,若研究儿童要考虑父母是否合作,若研究病人要考虑家属是否合作,若要做化验要考虑化验室工作人员是否合作;⑥伦理考虑,该研究是否增加病人的身体痛苦、心理痛苦或经济负担,若违犯伦理原则,再好的研究也是不可行的。

学习任务 9.3　护理论文的写作

护理科研是用科学的方法探索、回答和解决护理领域的问题,直接或间接地指导护理实践的过程。科研论文是研究工作的总结,也是科研工作的重要组成部分。论文内容包括选题背景、研究目的、资料来源、研究方法和对所收集资料的整理、归纳和分析等,并对研究的结果进行充分讨论。论文要求有一定格式,要求立意要新。一篇高质量的论文,不但内容要充实,而且文章应做到通顺易懂,全文结构前后应连贯和相互呼应,易于达到交流目的。护理科研论文是指按照护理科研设计方案,有目的、有计划、有步骤地完成某项护理研究课题而获得第一手研究资料(数据),并通过资料整理、医学统计方法处理、分析后撰写的学术论文。

一、护理科研论文的写作

(一)护理科研论文基本书写格式

护理科研论文的基本书写格式包括题目、作者署名、摘要、关键词、正文五大部分。正文包括前言、研究对象与方法、结果、讨论和参考文献。

1.题目　文章的题目又称标题、篇名。题目一般采用一完整的句子,其中囊括三个基本要素,即研究对象、处理方法、达到的指标。例如,对 COPD 患者(研究对象)实施痰液诱导的(处理方法)安全性研究(达到的指标)。文章的题目应是以最恰当、最简明的词语反映论文中最重要的、特定内容的逻辑组合。题目是论文最重要的信息点,是读者判断是否阅读论文的主要依据。因此,对题目有以下要求:

(1)简明 简明是题目的基本要求。简是对文字数量的要求,题目一般不超过 25 个字;明是对论文中心内容表达的要求,即一目了然,高度概况论文的中心内容。

(2)醒目 文题应准确地反映全文的特定内容,不抽象,能体现文章的新观点、新认识、新方法,使文题科学、新颖而有特色,读者见题就能明白本文的目的和意义,使读者觉得此文有阅读的必要,且富有吸引力。

(3)切题 要准确反映论文的主要内容,使题目与内容一致,并防止文题过大或过小,如《儿科护理》文题就过大。

(4)规范 文题要尽量使用专指性较强的词汇,尽可能揭示出所写的具体内容。所用医学名称必须选用当前医学与护理界公认的,以利于国内外期刊的索引与检索。题目内的文字不用简称或缩写。

2.作者署名 作者署名应包括作者单位名称、地址和邮政编码,以便于编辑、读者与作者进行联系。署名的形式有集体署名和个人署名两种。一般主张个人署名,但许多临床护理科研需要有较多人配合,因此往往署名不止一人。名次的排列应当按照在整个科研过程中实际贡献的大小确定名次先后。署名人数一般不超过 6 人。通常文章的第一作者应是研究工作的主要设计及论文的主要撰写人。署名必须使用真实姓名不能用化名、笔名或假名,以示文责自负。

3.摘要 摘要是一篇文章的要点,其浓缩地表达了论文的全部内容。目前国内一般采用结构式摘要,其结构由目的、方法、结果和结论四个部分组成。摘要要求简明扼要,重点突出本文创新之处,文中结论必须是本文实验结果的一级推理。外延推理的结论不应写入摘要中。摘要的主要作用是帮助读者在很短的时间内了解论文大意和精华所在,决定有无阅读全文的必要,从而起到导读的作用。一般字数要求控制在 200~350 字,句中不分段。

目前,国内大多数卫生类期刊都要求附有与中文摘要内容、结构一致的英文摘要。联合国教科文组织曾对科技论文英文摘要做过规定:"全世界公开发表的科技论文,不管用何种文字写成,都必须附有一篇短小精悍的英文摘要"。其具体要求如下:①结构,一般采用结构式,长度 150~250 个英文单词;②题目,简明扼要,常用短语,不用完整的句子;③作者信息,主要包括作者的姓名、工作单位及地址(包括 E-mail 联系方式)、邮编、省份和国籍;④语态,摘要中多用第三人称和被动语态,而第一人称和主动语态很少用;⑤时态,摘要中的句子常采用一般过去时描述研究的方法和结果,结论常采用一般现在时;⑥缩略语,首次出现时应注明英文全称。

4.关键词 关键词一般是从题目、摘要、正文中选择,通常是论文中出现频率最多的词或词组。正规的期刊一般在摘要之后列出本文的关键词。列出关键词的目的和作用主要有:①便于读者了解论文的主要研究内容;②便于读者在文献检索中能通过此词组而迅速查到相关文献;③便于期刊年终做主题索引。因此,关键词应当尽量规范、准确,一一考证,并便于进入国内外文献检索系统收录,以提高论文的引用率。生物学期刊投稿统一要求每篇论文可选用 3~10 个关键词,一般选 5 个左右,并附中文相对应的英文关键词。关键词应置于摘要之后提行写,各关键词之间采用空一格方式书写,不用标点符号。

（二）正文

正文部分是科研论文的主体，一般包括前言、对象与方法、结果和讨论等。

1.前言　前言又称引言，是论文正文的第一段，应简要地介绍该课题目前在国内外的开展现状、研究意义以及该研究领域存在的问题。一般以 200~300 字为宜，最多不要超过 500 字。重点是描述该研究的研究背景与预期目的，不要将该研究的某些结论性话语放进去，结果和结论均有待读者继续向下进行阅读。前言中的用词一定要实事求是，不用夸张的语言。慎用"首次报道""国内首创""填补空白"等评论性语言。

2.对象与方法　对象与方法也称为"资料与方法"或"材料与方法"。这一部分内容主要介绍该研究是如何实施，如何获得研究结果的，也是他人判断论文科学性和先进性的主要依据。因此，在介绍的内容中，一定要包括三方面的主要内容。

（1）研究对象或材料　应介绍研究对象或材料的人选条件或标准、获取的来源、抽样方法、样本量等。

（2）研究方法　主要介绍资料的收集方法、选用的研究工具（如问卷或量表的来源、主要内容、评分标准、量表或问卷的信度和效度情况）、用于评价的指标或评价标准；研究对象如有分组时，要具体介绍其分组方法；研究中如有干预，还应具体介绍所干预措施、流程等。

（3）资料整理与统计学分析　要介绍资料是手工进行整理的还是通过计算机进行的，采用的主要统计学分析方法等。只有通过正确的统计学方法进行资料分析，才能找出规律性的答案，从而得到有意义的、令人信服的结论。

3.结果　结果是将收集到的原始资料和数据，经过核对、整理、归纳和必要的统计学处理后，用文字叙述或图表的形式，准确、客观、具体地报告出来。结果部分是论文的核心，是讨论部分论述观点的依据和基础。撰写结果部分时应注意以下五点。

（1）按一定的逻辑顺序描述结果　这意味着结果部分不是所有的所收集上来的数据的简单堆积，而是作者经过思考和分析之后将认为需要展示的结果以一定的逻辑顺序进行描述。这种逻辑顺序，一方面是从读者更容易理解的角度进行考虑，另一方面也要与讨论部分涉及的编排顺序相一致。如有关《手术室护士工作疲溃感及影响因素的研究》，在报告结果的时候可先从报告所调查的手术室护士的一般资料入手，然后是手术室护士工作疲溃感的得分情况、与工作疲溃感量表常模分值的比较，最后报告影响手术室护士工作疲溃感的因素，讨论部分也是与结果的逻辑编排顺序相一致的，即从手术室护士的疲溃感状况讨论到影响手术室护士疲溃感的因素以及基于此结果给护理管理者带来的提示。这样，使得读者在阅读文章的时候会更加觉得写作思路的清晰，对于该研究结果和讨论内容的把握也就更容易和更准确。

（2）选用适当的统计表或统计图来报告结果　有关统计图和统计表的绘制一定要符合规范，根据数据所要表达的内容选择相应种类的统计表和统计图，如有关构成比资料的介绍可以选择圆图或者百分条图，而有关两个或多个事物进行比较时可以考虑选择复式直条图或线图。有关统计表和统计图绘制的具体要求和选择标准在相关的统计学书籍中均有详细的介绍，作者在绘制之前和之后一定要自己仔细对照绘制要求进行统计表和统计图的绘制与修改。但在论文书写过程中，图表不是越多越好，选择文字还是统计图或表进行结果的描述关键就在于哪一种形式能表达得更为清楚、更易被读者所理解。

（3）文字叙述与图表不重复使用　已用文字描述清楚的就不必再列图或表。列出图表后，可用文字对图表中表达的内容进行扼要的分析、总结或补充,不用再单纯重复报告表中的数据。

(4)注意结果的客观性和科学性　不论结果是阳性还是阴性,只要是真实的,都是有价值的,都应实事求是地报告出来,避免篡改数据或者只描述对论点有利的阳性结果。

(5)统计学表达正确　涉及的统计学术语应按照杂志的要求描述确切,使用规范符号,如"P"应大写并为斜体。具体的符号书写规则在每种杂志的投稿须知中都有详细的介绍,作者一定要仔细参阅。

4.讨论　讨论部分是科研论文的精华和中心内容,是针对研究结果的各种现象、数据及资料进行阐释,结合相关理论和他人研究结果做出科学合理的分析和解释。总的书写要求是论点明确、论据充分。撰写时要注意以下两点。

(1)紧密围绕研究结果进行阐释和分析　在讨论部分一定要以结果为基础,抓住重点、层次分明地进行分析和展开讨论。如可以用已有的理论对结果进行分析,或者与前人研究结果进行比较,分析结果相同或者不同的原因,从研究结果中分析出本次研究的创新点或文章结果可为护理实践提供的指导意义。但有些作者在进行讨论时,往往避开对结果的充分分析,而将讨论内容扯得过远,大量篇幅花在建议与对策方面,这是不可取的。

(2)避免重复描述结果,或大量罗列文献　有些作者在书写时由于不能很好地将相关理论和其他研究结果与自己的研究结果有机结合,又为了充实讨论的篇幅,而将结果重复描述,或者大量罗列他人的文献,使得研究结果不能得到深入的分析,从而丧失了该研究的价值,从侧面也反映出作者对该学术专题的了解和理解程度还不够深入。

5.参考文献　参考文献是撰写论文时引用的有关期刊、书籍等资料。凡是引用前人(包括作者自己过去)已发表文献中的数据或观点等,都要在文中引用处予以标明,并在文末列出具体的参考文献,说明其出处。列出参考文献表明科研工作的继承性和尊重他人研究成果的科学态度,反映论文有真实可靠的科学依据,给读者提供必要的信息。同时,参考文献的数量和质量也反映出作者对本课题的了解程度,在一定程度上反映出论文的水平和质量。

(1)著录的参考文献应是正式出版的文献,著录的参考文献的时间应以近期为主,一般为近3~5年的,著录参考文献的数量不宜过多,一般论文在10条以内,综述在25条以内。参考文献的著录格式应按国家标准,其著录格式如下:

期刊:[序号]作者(三位及其以内全部列出,超过者只列前三位后加等).文题[J].杂志名称,年,卷(期):起讫页.

举例:[11]林玉莲.心脏直视手术自体输血的护理60例[J].实用护理杂志,2003,19(6):18-19.

书籍:[序号]作者(三位以内全部列出,超过者只列前三位后加等).书名[M].版次(第1版不列).出版地:出版者,出版年.

举例:[2]殷磊.护理学基础[M].3版.北京:人民卫生出版社,2002.

著录参考文献的注意事项:①序号按正文中出现的先后次序标记;②文章中数处引用一篇文献时,均按首次出现时序号标明。

(2)一处引用多篇文献,将各篇文献的序号在方括号内全部列出,各序号间用逗号隔开。

(3)参考文献部分常出现的问题有:①参考文献标引方式不正确;②正文中文献的顺序编码与文末列出的参考文献序号不一致,或正文中未标注出所引用的参考文献编码,这些均需要作者在论文书写完成后进行仔细的审核;③标引的参考文献相对较陈旧。

标引的参考文献最好以近3~5年的最新文献为主,在该研究领域有开创性贡献的旧文献也可以适当引用,但不宜过多。

二、护理综述论文的写作

护理综述是护理论文中常用的一种文体,是将客观资料与主观论断融为一体的科技情报研究工作的表达形式。护理综述主要反映护理某一专题或某一领域在一定时期内的护理新动态、新进展、新技术、新产品的进展情况。需要作者围绕某个问题收集一定历史时期的有关文献资料,以自己的实践经验为基础,进行消化整理、综合归纳、分析提炼写出概述性、评述性的专题学术论文。其内容可以是多种多样的,可以是护理学中一个理论或学说,也可以是护理学中一个专题、一种操作技术或方法。总之,护理综述论文是用纵向或横向的角度来比较和高度归纳概括某一问题的历史背景和迁移、研究现状及发展动态。综述可以使读者在短时间内及时了解问题的概况、重要进展,了解今后的发展前景,帮助解决尚存在的问题。

(一)护理综述论文的格式

文献综述论文的格式分为题目、作者署名、单位、摘要、关键词和正文六大部分。通常摘要部分可省去。正文包括前言、中心部分、小结(总结)和参考文献,其写作格式与内容如下。

1.引言(前言)　前言是综述写作的开始,具有概括和点题的作用,主要内容包括:①叙述或综述有关问题的概念;②概述目前有关问题的现状、存在的问题和未来趋势;③指出本文立题的依据和综述目的。

例如,"我国老年人社区护理现状及展望"一文的引言:人口老龄化是21世纪全球共同面临的一个重要问题,中国是老年人口最多、发展最快的国家。2006年,我国老年人口已达到1.3亿,且以每年3%左右的速度递增。据预测,到2050年我国老年人口将达到4亿左右,占总人口的25%。老年人是社区的特殊人群,因年龄、生理、心理特征及社会角色的转变,社会适应能力降低,健康问题突出,对护理需求量很大。据目前我国的经济实力和尚不完善的社会保障制度,国家、社会都不可能投入大量资金建设较多的养老机构,绝大多数老年人惯用传统家庭养老方式。因此,开展社区老年护理,满足老年人身心需求,维持老年人健康,改善其生活质量,将成为社区护理的工作重点。

2.中心部分(核心部分)　中心部分的常用写作方法是通过提出问题、分析问题和解决问题的过程,叙述各家的观点,尤其是不同的观点(也可以适当结合作者自己的观点),从不同的角度叙述本专题的历史背景、现状、存在的问题、解决问题的方法及发展方向。中心部分的框架一般按照所拟定的写作提纲进行。中心部分可以由几部分组成,每部分又可以冠以小标题。

3.小结(总结)　小结部分应是概括性地总结综述中心部分提出的各种观点、研究结果、结论,并加以比较,从而指出未来的发展趋势。小结部分应与前言部分呼应,即小结对前言部分提出的问题应给予一个较明确的答案或回答。小结用词要恰如其分,留有余地。

例如,"危重症病人卧位护理研究进展"一文的小结:大量的证据证明,"抬高床头"半卧位能有效地降低VAP发生率,但是也可能造成压力性溃疡;俯卧位能改善ARDS病人的气体交换功能,但却不能有效地降低病死率。

4.参考文献 参考文献的质量和数量可反映综述的质量。质量要求上,与护理科研论文的要求一样,时间限定近 5 年发表的论文。数量要求上,一般要求 10 篇,综述 25 篇左右。国内期刊一般要求列出主要参考文献。

5.常见问题 ①引言篇幅过长,对所提出的问题不清楚,概念不明确,没有客观地反映原作者的论点和实验结果,只介绍与自己相同的观点,而不描述否定意见;②小结内容没有归纳总结文献的观点,仅仅叙述自己的观点和看法;③引用的参考文献较陈旧,缺乏权威性,未公开发表,或与研究问题无关。

(二)护理综述论文的写作步骤

写文献综述一般经历选题、收集资料、阅读文献、整理资料与拟定提纲(包括归纳、整理、分析)和成文等。

1.选题 护理学是一门独立的应用学科,护理综述的选题范围包括护理基础理论、临床护理、护理技术操作、护理管理、护理教育、社区护理等方面的问题。护理综述选题是撰写综述的第一步,选题是否恰当,直接关系到综述质量的好坏和价值的高低。一般而言,选题应根据目的而定,并应遵循一定的选题原则,即明确综述目的、力求立题创新、善用自己所长。

2.收集资料 综述题目选定后,紧接着就是要大量收集与选题有关的中文和外文文献。这一过程称为资料收集过程。文献数量的多少是决定综述内容是否新颖的基础,也是衡量综述质量的重要指标之一。因此,收集的资料越新越多越全越好。在收集文献时,要特别注意文献的发表时间,为了使综述能够反映某一护理理论或护理技术操作的新观点、新方法和新技术,应保证所选文献是近期的。要收集近几年发表的原始文献,尤其是强调"新进展"时更应选取近 2~3 年的新文献。当然,也应根据综述的时限要求进行文献收集。

3.阅读文献 阅读文献是综述的基础工作,只有在大量阅读的基础上,才能较全面地了解某一护理问题。文献阅读包括精读和泛读,要求在广泛阅读的基础上,对有创新性、权威性,或质量好的文献进行精读、细读和反复阅读。在精读和泛读过程中,要特别注意写好读书笔记,为综述的写作做好资料准备。

4.整理资料与拟定提纲 在确定选题、收集和阅读文献之后,就应对文献进行综合分析、归纳整理并拟订写作提纲。在整理归纳资料时,应进行合理的、适当的取舍,即去粗取精、去伪存真。要选取理论意义强和实践意义大的文献资料,舍弃意义不大的文献。最后,在拟定提纲时,应对综述的每一部分的标题和内容加以确定和明确。如引言部分的概要,中心部分的主要内容及小标题,小结的内容和结尾。大体设计出综述的框架,以保证在写作之前做到心中有数。

三、护理个案论文的写作

(一)护理个案研究论文的概念

护理个案研究论文是护理论文中较常见的一种论文形式。护理个案论文写作目的主要是对临床工作中遇到的一些具有特殊性或典型代表性的罕见护理事件进行研究和报道,其目的在于通过对一个病例的深入剖析,以探索疾病在医护工作中的个性特征和共性,发现事物的内在规律和本质,重新认识原有的理论,并提出新的观点和见解。以便为今后临床护理工作提供宝贵的成功经验或失败教训。护理个案研究是一种定性研究,其个案研究中观察对象可以是一个病人或几个类似的病人,也可以是一个家庭。

(二)护理个案研究论文书写格式与内容

有关护理专家指出,护理个案研究论文的格式应按照护理程序的思路进行资料组织和论文写作。论文书写格式基本相同于一般护理论文书写格式,分为标题、署名、摘要、关键词和正文。正文分为以下五大部分。

1.引言　提出研究的临床护理问题和论文写作的目的。简介病例,其病例特点应与护理诊断有关,与护理计划和措施相呼应。

2.病例简介　描述护理检查的结果,提出护理诊断(即提出护理问题)。制订相应的护理计划、护理措施和具体目标(即回答做什么)。介绍护理措施的内容和完成的时间(即回答怎样做)。

3.护理活动　包括健康评估、护理诊断、护理计划和护理实施。

4.讨论　主要对护理效果进行评价,深入分析和探讨,并提出新的观点。包括:①通过病人的健康情况的变化及观察指标的变化来反映护理效果,从而指出护理计划是否合理,护理措施是否有效;②用相关护理理论对护理效果进行评价;③说明护理诊断是否正确。

5.参考文献　数量上一般要求 3 篇左右,质量上最好是近几年发表的论文。

正文重点是病例简介、护理活动和讨论,核心是"护理活动部分"。文章中要突出护理措施的必需性、特殊性、独特性和技艺性,只有这样才能显示出论文的实用价值和推广价值。

目前,国内大部分护理期刊上刊出的护理个案研究论文写作格式不完全统一,存在多种格式。其中,较为常见的护理个案研究论文的正文主要由前言、病历介绍、讨论和参考文献四部分组成,作者可根据具体情况和对写作格式的熟练程度选用任何一种。

知识拓展

1.科学研究

(1)科学研究的概念　科学是反映自然、社会和思维等客观规律的知识体系。研究过程是对未知或未完全知道的事物的认识过程,也是从感性认识到理性认识的思维过程。科学研究是用科学的方法,反复探索未知的认识活动,通过系统地、有控制地收集资料,客观地解释各种自然现象,并能从中获得客观规律和产生新知识,进而阐明实践与理论间的关系。

(2)科学研究的分类　科学研究可分为基础研究、应用研究和开发研究。①基础研究是以认识自然现象、探索自然规律为目的,旨在增加技术知识和发现新的探索领域的创造性活动。②应用研究是指为满足社会或生产技术发展的实际需要,利用有关的科学技术知识来达到特定的应用目的的创造性活动。其研究结果常常成为新的发明或技术革新的基础或雏形,能对一定的科学技术领域产生作用。③发展研究是运用已有的科学技术知识,为了将基础研究与应用研究的成果发展到新材料、新产品、新设计、新方法,或者对现有的材料、设备、方法进行本质上的、原理方面的改善而进行的系统创造性活动。

(3)科学研究的功能　①描述现状是指描述同某一活动有关的现状,加深对该现状的认识是许多研究的主要目的。②探索未知是指在描述研究的基础上,进一步了解某现象或问题有关各因素之间的关系。③解释现象是指通过有计划地收集资料,对某现象或问题做出合乎逻辑的推论或判断。④控制和预测是指通过以上三个步骤的研究,发现了某现象或问题的程度、相关因素或原因、后果之后,就可以对于类似问题进行预测和控制。

2.护理研究的发展概况

(1)国外概况　弗洛伦斯·南丁格尔(Florence Nightingale,1820—1910年),是第一位从事护理学研究的学者。护理学研究的发展主要从20世纪初护理教育发展、学校内护理教育体制建立和护理研究人才的培养开始,20世纪中叶开始进入快速发展时期,护理研究注重与护理概念、模式和护理理论结合起来,大多是选择临床护理问题和改进护理方法等进行研究,并认识到要想提高护理研究水平,必须加强和提高护理教育水平。如1998年美国已有276所护理硕士研究生院,60所护理博士研究生院,护理博士研究生和护理大学教师及护理博士后主要承担国家护理科研项目。护理的发展和领先与重视护理科研和高等教育是分不开的。

(2)我国护理研究的发展概况　我国护理科学研究的发展受社会、历史因素的影响,起步晚、进展慢,尚属薄弱环节,可以分为以下几个时期。

● 开创时期(1949—1966年)　这一时期成立了中国护士学会学术委员会,1954年《中华护理杂志》创刊以来,在护理研究方面,以技术革新和经验总结体会为主,也涉及护理教育方面的问题。

● 恢复与提高时期(1976—1985年)　此期间研究内容和水平有了一定的发展,主要为:①健全护理教育体制,老一辈护理专家对护理教育的状况进行调查研究,研究结果促成了1985年全国八所大学开始本科护理教育,随后高等护理教育在更多的高校继续发展,护理研究课程已纳入护理本科生教学计划,成为必修课;②护理理论方面的研究,20世纪80年代开始实行"责任制护理",并开始探讨护理程序的应用;③专科护理研究以及护理器具革新等方面也有了一定的发展。

● 加速发展时期(1986年以后)　"八五"期间,中华护理学会的工作重点转移到护理研究上来,在广泛开展学术交流的基础上,结合临床和教学实际,积极开展科学研究,极大地促进了护理事业的发展。目前,高等护理教育体系已经形成,1992年开始硕士护理教育,到2003年已经发展到十多个硕士点,2004年第二军医大学(现海军军医大学)开始招收护理学博士生,开创了我国历史上第一个培养护理学博士的基地。硕士及博士护理教育培养了更高层次的护理科研人才。同时,护理研究成果、论著、论文、各种专业书刊不断增加。多年来全国各省市护理学会和期刊都相继举办了多种形式的护理论文交流和论文写作讲习班,反映了我国护理研究工作的动态及护士队伍对科研工作的热情和积极参与,说明我国护理科研工作已有较好的发展,广大护士的科研意识在不断提高。

但是,目前我国的护理研究和国外相比,或与医疗专业相比,还有较大的差距。因此,加快提高我国护理人员的科研能力,提高护理研究的水平,促进学科发展是不容忽视的重要问题。

3.护理研究应遵守的伦理原则　在护理研究中,研究场所主要是医院、社区等,研究对象主要是人(包括个体和群体的人),研究者主动采用的各项干预措施是在人体上实施的。因此,应遵循医学伦理的原则,实行人道主义,尊重人的生命、权利和尊严。在以人为研究对象的研究中,基本的伦理原则包括四个方面:尊重人权的原则、有益的原则、公正的原则和知情同意的原则。

4.相关专业词汇中英文对照

(1) qualitative research 　　　　　　　质性研究

(2) quantitative research 　　　　　　　量性研究

(3) experimental study 　　　　　　　实验性研究

(4) intervention 　　　　　　　　　　干预因素

(5) subject 　　　　　　　　　　　　受试对象

(6) effect 　　　　　　　　　　　　　实验效应

(7) constrast 　　　　　　　　　　　对照

(8) randornization 　　　　　　　　随机

(9) repetition 　　　　　　　　　　重复

(10) quasi-experimental study 　　　　类实验性研究

(11) non-experimental research 　　　非实验性研究

(12) problem 　　　　　　　　　　课题

(13) project 　　　　　　　　　　　项目

内 容 小 结

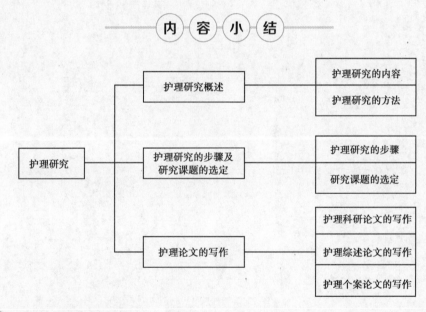

 思考与训练

一、单选题

1.为了更好地完善护理病历的书写,某医院拟从该院病案室中随机抽取出200份已完成的护理病历进行分析,以发现病历书写中的问题。此种科研设计的类型为(　　)。

A.前瞻性研究 　　　　　B.实验性研究 　　　　C.量性研究 　　　　　D.回顾性研究

2.科研工作中最关键的阶段是(　　)。

A.选题和确立课题过程 　　　　　　　　　　B.选题和查阅文献

C.查阅文献和论文撰写 　　　　　　　　　　D.选题和论文撰写

二、简答题

1.研究课题命题必须做到哪几个方面?

2.护理科研选题应遵循哪些原则?

三、案例分析题

以下参考文献书写格式正确吗?请按正确格式重新书写。

[1]《护理研究》2007年第21卷第2期的第402至403页.结肠镜检查患者疼痛程度和焦虑水平的调查研究,作者:周会兰、蒋晓莲

［1］雷芬芳,胡有权.护理管理学［M］.北京:中国医药科技出版社,2012.

［2］雷巍娥,贺伟,彭艾莉.护理管理学［M］.北京:北京大学医学出版社,2011.

［3］谢晖.护理管理学［M］.合肥:安徽科学技术出版社,2010.

［4］吴之明.护理管理学［M］.上海:同济大学出版社,2009.

［5］余风英.护理管理学［M］.北京:高等教育出版社,2008.

［6］吕文格,敖以玲.护理管理学［M］.北京:科学出版社,2010.

［7］钟金霞,黄慧.管理学基础［M］.长沙:湖南大学出版社,2007.

［8］杨想生,刘文华.管理学原理［M］.北京:科学出版社.2004.

［9］关永杰,宫玉花.现代护理管理学［M］.北京:中国中医药出版社,2005.

［10］赵美玉.护理管理学［M］.郑州:郑州大学出版社,2004.

［11］范玲.护理管理学［M］.北京:人民卫生出版社,2017.

［12］李继平.护理管理学［M］.北京:人民卫生出版社,2007.

［13］吴欣娟,王艳梅.护理管理学［M］.北京:人民卫生出版社,2018.